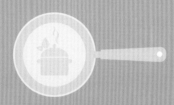

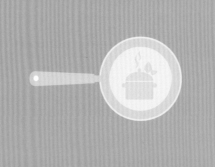

免疫力UP！
抗炎食療

中醫博士教你成為海洋體質，阻斷慢性發炎

陳俊如＆林祐禎 著

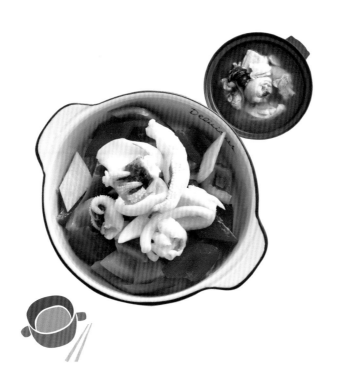

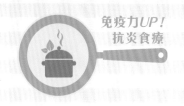

目次│Contents

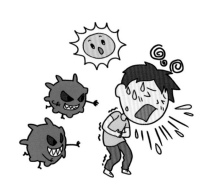

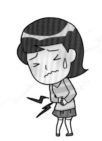

PART 2 我發炎，我生病，我必須很挑食！

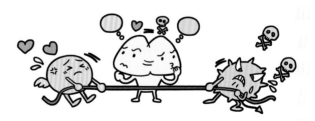

要注意身體發出的訊號！

此次接到出版社邀約撰寫與中醫食養相關書籍時，第一個跳出來的念頭就是與臨床最相關的題材 —— 也就是現代人最困擾的免疫相關疾病。

這本書與坊間常見的食養書籍不一樣，以較為跳脫傳統中醫的框架，但納入中醫學與微生物免疫學相激盪的概念來看待現代人常見的疾病成因。並且運用料理方式的新觀念，慢慢透過健康飲食法來改善體內微環境。

當然，許多觀念的改變絕非一朝一夕，許多傳統西藥的治療還是依循過去 2、30 年前的觀念，但是隨著現代科學研究的進程，慢慢地揭開了人類過去未知生物界間奧妙的關聯，以及在過去被視為難解的不治之症都一一揭開了謎底。

人體是一個小宇宙，小宇宙的存在必定與整個大宇宙相關聯，細菌與微生物存在地球上已數十億年，不容忽視其存在的價值。微生物不僅帶來了人類文明，但也在某些時候造成生物界的困擾，但一味地消滅、殺菌、隔離……絕對不是解決問題的辦法，而是應該利

用好的微生物來制約不好的微生物，如此才能讓有機體更加健康。

本書在前兩部分花了較長的篇幅，將艱深的醫學語言轉換成簡單通俗的話語，並納入營養醫學的概念告訴大家什麼是健康的料理方式，透過日常生活的食養與中醫藥的調理共同逆轉不平衡的身體環境。

家中的料理師是最重要的健康守門員，因此在本書的第三部分與創意料理師林祐禎老師合作，為大家挑選了 40 道簡單易入手的家常菜，畢竟中醫學、微生物免疫學與營養學都是屬於日常生活的一部分，西方醫學的衛教觀念也是預防保健的重要一環，一起結合才能促進民眾的健康發展。

中醫師

陳俊妦.

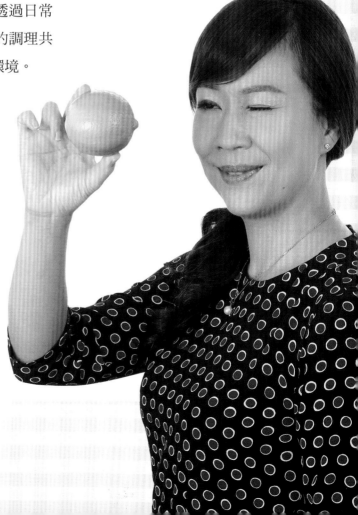

用料理來食養，
不再慢性發炎！

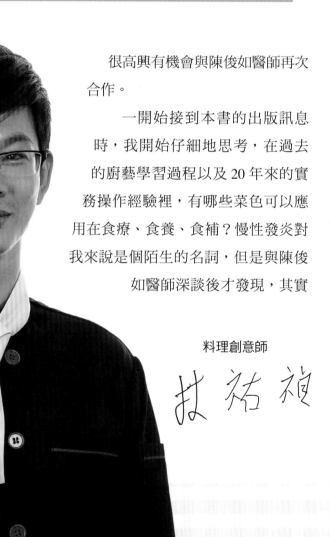

很高興有機會與陳俊如醫師再次合作。

一開始接到本書的出版訊息時，我開始仔細地思考，在過去的廚藝學習過程以及 20 年來的實務操作經驗裡，有哪些菜色可以應用在食療、食養、食補？慢性發炎對我來說是個陌生的名詞，但是與陳俊如醫師深談後才發現，其實

料理創意師

林祐禎

這些症狀或多或少已在身邊出現，也已經有了些許影響。

對於中菜烹調來說，為了菜餚的色、香、味，繁複的烹調手法是不免的，但是這些手法也會破壞了食材的營養，影響健康。為了烹飪出適合調理慢性發炎的菜色，最重要的是要扭轉自己的觀念，以健康的食材，搭配簡單、美味卻不破壞營養的手法來烹製菜色。

我花了近半年的時間記錄下日常生活與工作中所做的菜色，先記錄在筆記中並逐一檢討，在腦海中回想所有的製作過程，再化為淺顯易懂的操作步驟呈獻給讀者。

當初記錄了 100 多道菜色，於其中挑了 40 道對於預防慢性發炎最有幫助的，食材也相對容易取得的菜色。

食譜撰寫初步完成後，交由陳俊如醫師整合，她按照慢性發炎的病理來歸類整理，而有了呈現在讀者眼前的《免疫力 UP！抗炎食療：中醫博士教你成為海洋體質，阻斷慢性發炎》這本書。

在撰寫這些食譜的過程中，我除了是個廚師，也自詡是個食養料理的實踐者，透過健康的料理方法，烹調這些營養豐富的食材，吃了這些菜色，就能調養身體，阻斷慢性發炎，擁有食養、食療的效果。相信各位讀者若能跟著陳俊如醫師的建議，從書中介紹的菜色著手，也會與我有同樣的觀感。祝福大家擁有健康、不發炎的身體！

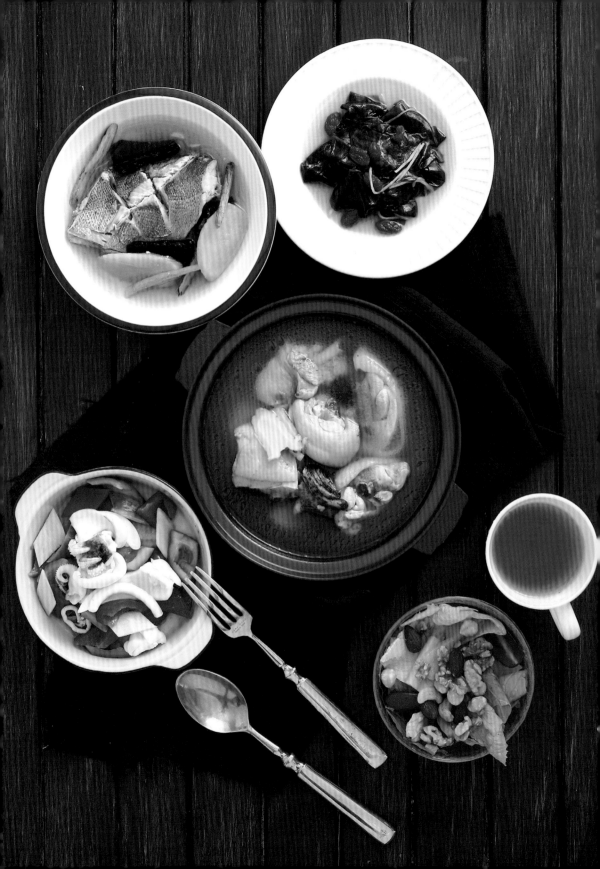

PART 1

慢性發炎，
就是百病之源

你發炎了？先退火吧！你的氣不足，先補再說？！

退火、補氣真可以緩解慢性發炎嗎？

事實上，或長或短、或急或慢，

每個人都行走在發炎的路上。

到底發炎對身體有什麼影響，

服用消炎藥就可以一切搞定？

古中醫看待發炎，與現代的看法不盡相同，

俗稱「上火」與真正定義的發炎，可以劃上等號嗎？

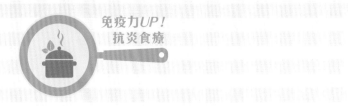
發炎的定義

古時候怎麼說？

　　拆開炎字，是兩個「火」，許多人對於發炎的印象就是火氣大。但事實上是真的火氣大才會發炎嗎？

　　先來看看古人是怎麼來闡述「火熱」這樣的病因。活躍於 12 世紀的中國宋金時代的醫家劉完素，他曾條列《黃帝內經·素問篇》的病機 19 條所提到的火熱病機，闡釋了五運六氣的致病機轉：

諸熱瞀瘛，皆屬於火；

諸禁鼓慄，如喪神守，皆屬於火；

諸逆衝上，皆屬於火；

諸脹腹大，皆屬於熱；

諸躁狂越，皆屬於火；

諸病有聲，鼓之如鼓，皆屬於熱；

諸病胕腫，痛酸驚駭，皆屬於火；

諸轉反戾，水液渾濁，皆屬於熱；

諸嘔吐酸，暴注下迫，皆屬於熱。

　　當中對於火熱病症，劉氏又再加以發揮擴充，並在其著

分類	說明	病種
屬於熱	手少陰君火之熱，乃真心、小腸之氣也	喘、嘔、吐酸、暴注、下迫、轉筋、小便混濁、腹脹大鼓之如鼓、癰、疽、瘍、疹、瘤氣、結核、吐下霍亂、瞀、鬱、腫脹、鼻塞、衄、衄、血溢、血洩、淋、身熱惡寒、戰慄、驚、惑、悲、笑、譫、妄、衄、衊血汗
屬於火	手少陽相火之熱，乃心包絡三焦之氣也	諸熱瞀、暴瘖冒昧、躁擾狂越、罵詈、驚駭、腫疼酸、氣逆衝上、禁慄如喪神守、嚏、嘔、瘡、瘍、喉痺、耳鳴及聾、嘔湧溢食不下、目昧不明、暴注下迫、暴病暴死

作《素問玄機原病式》裡提出火熱病的種類。

從上面的表格裡可以察覺，火、熱導致了許多現代人習知的症狀，例如嘔吐、耳鳴、喘氣……等，而「心為君火，腎為相火。」一君、一相雖然是相佐的兩種火，它的根源也都是來自於熱，劉氏認為「六氣皆能化火」，也就是說「風、寒、濕、燥」諸氣，在病理變化的過程中皆能夠化熱生火；相對地，火熱也往往是產生風、寒、濕、燥的原因之一。

到了元代，朱丹溪師承劉完素的學說並加以發揮，他認為火有分成「陽火」與「陰火」，並提出《相火論》，認

為「火，內陰而外陽」，相火以肝腎精血為其物質基礎，除了肝腎之外還包括了心包絡、三焦、膽跟膀胱等臟腑有關，相火也分成「動」跟「靜」兩方面，「動」是基本的，而「靜」也是必要的，如果動而無靜，是為妄動，妄動則反而有害。

正常的相火能夠維持人體臟腑、經絡、氣血等正常的功能活動以及延續生命；異常的相火會導致人體產生疾病。造成相火妄動的原因則與情緒、生活型態、飲食習慣有關，朱丹溪認為七情六欲之損傷會先導致五臟之火，然後煽動相火，導致「陰虛」，造成無可挽回的疾病。

在此時期，朱丹溪所提到的火證，主要是「內火」也就是陰虛導致的火，而前面所提到的相火比較偏向於「實火」的病症。造成內火的原因則與

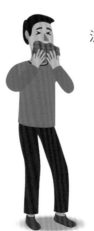

流鼻水

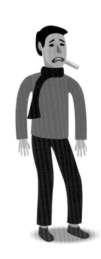

畏寒

情志內傷、六淫外感、飲食失節……等因素有關。他認為「氣血沖和，百病不生；一有怫鬱，諸病生焉」這也是現代人最常見的情志問題所導致出更多內火的相關疾病，也就是氣機不暢而影響其他病症。

另外諸如飲食厚味、外感無汗、濫用補劑都會使氣血津液運行失常，而累積成「痰」的病理產物。「痰之為物，隨氣升降，無處不到」所以可以導致多種病症，像是咳嗽、嘔吐、眩暈、嘈雜、怔忡驚悸、寒熱痛腫、痞膈壅塞、四肢麻木、癲狂、健忘……等。

以上兩位醫家在闡述造成「火熱」的病症，因為時代不同而提出了相異的見解與看法，劉完素重視的是「外感火熱」，而朱丹溪是強調「內傷火熱」。

結合以上歷代醫家的不同看法，用現代醫學的語言解

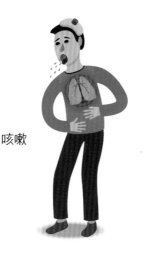

咳嗽

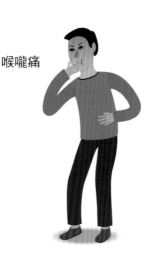

喉嚨痛

釋，可以大致地區分為外感火熱屬於急性發炎（君相火為主），內傷火熱屬於慢性發炎（陰虛化火），因此發炎的這一個「炎」字，學問其實很深，治療上也就會因不同的炎症成因有不同的治療方式，決不是一味地用消炎藥或者清熱解毒就可以處理全部的發炎問題！

現代怎麼看發炎

發炎其實要先釐清是急性發炎或者是慢性發炎。一般熟知的感冒、蚊蟲叮咬、刀傷、割傷……這類病症讓身體組織最初期的反應就是急性發炎反應，發炎處會有「紅、腫、熱、痛」的病理反應。之後白血球或者是免疫細胞大量聚集，讓我們可以快速地消炎，所以急性發炎所帶給身體的其實是種保護。

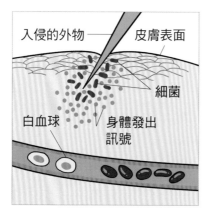

❶ 外來物或者病菌入侵，啟動免疫系統。

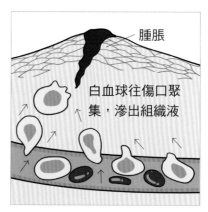

❷ 血管擴張，白血球往傷口聚集攻擊外來入侵者，所以傷口腫脹。

但是慢性發炎卻不一樣，神不知、鬼不覺地慢慢發生，到最後往往透過某些症狀或者是健康檢查才會讓人察覺，更可怕的是，慢性發炎只是開始，並不是結束，往往是其他疾病的開端，最後還會造成更嚴重的疾病！

診間個案發現，
慢性發炎不能忽視

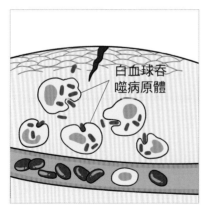

白血球吞噬病原體

❸ 白血球消滅了病原體，免疫系統開始修復組織。

事實上，慢性發炎在診間裡面很常見，可以說是不勝枚舉。五臟的心、肝、脾、肺、腎都會有慢性發炎的相關病症。但是如果讀者要自我確認是否慢性發炎，其實很困難。

以中醫來說，身體是完整的系統，並不是 A 部位出現問題，醫生就連忙診斷，開出針對 A 病症的藥就沒事了，中醫注重全身的系統完整呈現，若是 A 有問題，可能連帶著 B、C、D 都有相關影響。所以一般讀者不用急著確認自己有無慢性發炎，而是須要盡快找醫生診療。

注意身體訊號，
慢性發炎有特徵

不過，讀者平常可以密切注意自己的身體所發出的訊

號。身體若是開始慢性發炎，往往有個明顯的特徵 ──「持續且漫長的症狀」。

舉例來說，一旦感冒了，免疫力可能讓身體幾天就痊癒了，但是這次怎麼拖了那麼久？好幾個禮拜都不會好；或者感覺感冒快痊癒了，卻還留著病根，斷斷續續地咳嗽、流鼻水。

自己可能三不五時就感覺胃脹氣，頻率愈來愈高，以前是好幾週一次，現在則是幾乎每週、甚至每天都會出現，而且持續的發作時間也愈來愈長。諸如這些「持續且漫長的症狀」一旦出現了，這時候就得要趕緊來找醫生，看看自己的身體是否已經有了慢性發炎的傾向。

慢性發炎不只是某部位的發炎，該視為是其他病症的訊號，若不積極去處理，恐怕會衍生出更大的疾病，到時候恐怕後患無窮。

為何會慢性發炎？

古代醫家提出的致病原因其實與現代醫學幾乎同出一轍，古人用的是「陰虛之火」，以現代醫學的語言解釋接近於「慢性發炎」。前面篇章所列的許多疾病，都發生在身體的黏膜系統中，不同部位的黏膜發炎，會給予不同名稱，其實來源幾乎大同小異。

腦腸軸不平衡

近代科學在「腦腸軸」理論中也提到，腸道菌叢的分布狀況也會與大腦的廢物代謝相關，過度攝取動物性脂肪與甜食會讓壞菌生長旺盛，產生過多的硫化氫、胺……等毒性物質，透過血液循環到腦部也會造成腦部機能衰退。

最近研究也發現，腸道內的細菌會影響人們的精神狀態，導致情緒、認知和行為問題，胃腸道的健康狀態會讓大腦表現出情緒上的憤怒，焦慮，悲傷或開心的表現，而相反的，大腦的這些情緒感受也會讓腸道出現症狀，如胃脹氣、胃痛、腹瀉、噁心、嘔吐、便祕……等症狀。

因此科學家將腸道稱之為

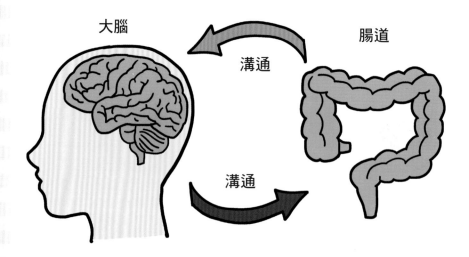

大腦　　溝通　　腸道

溝通

腸道是第二個大腦，可影響人的心智。

「第二大腦」，第二大腦並不是說腸道會思考，而是指腸道的健康狀態會直接影響人類的心智狀態。事實上，腸道並不需要大腦發號施令就能獨自運作，腸道甚至還可以因應狀況向肝臟或其他消化器官發出訊號，而決定處理方式。

人體的免疫細胞70％存在於腸道，另外的30％視心情而定，腸道系統不單指大小腸，而是包括從口腔、食道、胃、脾、肝膽、十二指腸、大小腸、直腸直到肛門整個完整的消化系統。因此，腸道菌叢的平衡決定了免疫功能的狀態。健康的腸道大約會有1500公克的腸內菌，從排便的狀態就可知道腸道健康與否。

許多人有慢性便祕或慢性

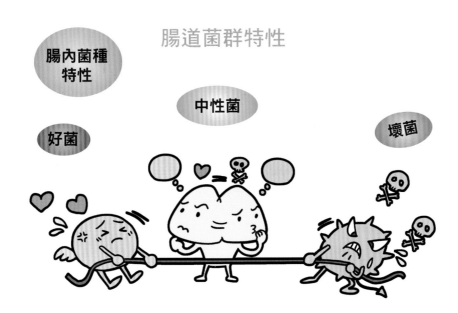

腸道菌群特性

腸內菌種特性

中性菌

好菌

壞菌

腹瀉的問題，都顯示出腸道菌叢的不平衡，甚至慢性過敏性疾病，如過敏性鼻炎、異位性皮膚炎、蕁麻疹、慢性濕疹……等都與腸道環境相關。而腸道的菌叢比例，好菌：壞菌：中性菌比例約為2：1：7。

腸道菌大致分成幾種：

好菌：比菲德氏菌、乳酸菌、布拉氏酵母菌、乳酸腸球菌、枯草芽孢桿菌。

壞菌：產氣梭狀芽孢桿菌、梭狀芽孢桿菌、葡萄球菌、大腸桿菌、金黃葡萄球菌。

中性菌：鏈球菌、擬桿菌、酵母菌、黴菌、麴菌。

當身體的壞菌多時，糞便

容易產生臭味，但壞菌在身體中也是有功用的，可以幫助清除好菌所無法殺滅的微生物與病原；但是，壞菌過多就會造成免疫能力變差。中性菌也可以稱為牆頭草菌，即好菌數量偏多，中性菌就會轉變成好菌；壞菌多時，這牆頭草的中性菌也就會轉變成壞菌。

食物纖維則是腸內益菌的養分來源，只要攝取更多的食物纖維，好菌就會增加、占優

腸道菌相與多種疾病有高度關聯

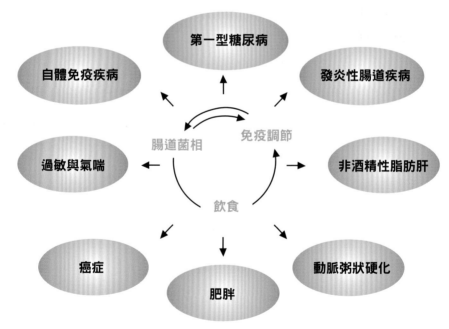

（資料來源：國家衛生研究院免疫醫學研究中心）

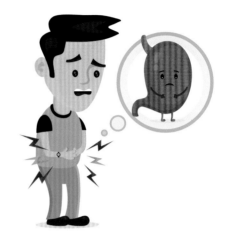

勢，即可調整腸內環境，抑制壞菌，進而提升免疫力，讓自己的身體更加康健，可說是好處多多。

菌叢不平衡造成慢性發炎

而飲食習慣則會造成體內菌叢微環境改變，此外還有許多外部原因，包括藥物濫用、酒精、香菸、人工添加物、塑化劑、防腐劑、消毒劑、空氣汙染……等因素，甚至包括過度使用抗菌產品都會破壞菌叢穩定。一旦菌叢不穩定，就會

造成腸道菌叢失衡的原因

西藥→抗生素、制酸劑、避孕藥、類固醇、非類固醇消炎藥
醫源性因素→放化療、胃繞道手術、荷爾蒙療法
飲食因素→高糖飲食、反式脂肪、酒精、高脂肪飲食、高碳水化合物飲食、低纖維質飲食
疾病因素→糖尿病、甲狀腺功能低下、傳染病、免疫力失調、便祕、寄生蟲…
情緒因素→壓力、焦慮、睡眠障礙

衍生許多醫學上的病症。

　　許多原因不明的疾病與腸道微生物菌叢不平衡有關，包括慢性疲勞、頭痛、各種呼吸道過敏、慢性鼻竇炎、皮膚過敏、纖維肌痛症、潰瘍性結腸炎、慢性腹瀉、慢性便祕、大腸激躁症、胃脹氣、胃食道逆流、消化功能障礙、毛囊炎、皮膚痤瘡、香港腳、鵝口瘡、脂漏性皮膚炎、骨盆腔發炎、陰道發炎，血糖不穩定、肥胖症；甚至腦部的疾病，包括失

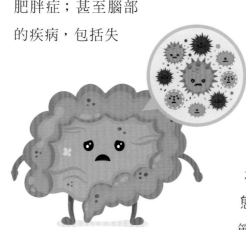

智症、記憶力減退、憂鬱症、注意力不集中……甚至癌症都與真菌菌叢增生造成的慢性發炎相關。

　　腸道的免疫細胞與腸道微生物的菌叢平衡有極大的關係，人體全身總細胞數量與微生物的總數量比為 1 比 10，其中，存在於腸道的微生物重量約為 1.3 至 1.5 公斤，最多存在大腸，小腸則次之，微生物的菌叢比例決定了身體的免疫能力。

　　腸道的免疫細胞數量又占了人體的 70%，因此，諸如情緒、壓力、睡眠、飲食、攝入外來有機與無機物……都會慢慢地改變腸道的微生物分布狀態，進而改變我們的免疫調節能力，神不知、鬼不覺地造

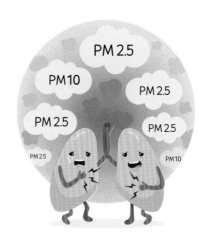

成慢性發炎。

　　此外，生成過多氧化自由基也會改變腸道微生物的分布狀態，會讓我們的組織細胞受損與老化，時間一久，細胞的凋亡與衰老反而會讓免疫系統更加失調而反過來攻擊自己的身體。

　　藉由某些天然中藥與健康飲食的調理讓腸道微生物菌叢恢復健康狀態與減少或加速代謝氧化自由基的傷害才能使組織細胞恢復正常的生理狀態。

氧化自由基傷害身體，引起慢性發炎

　　身體若被其他原因影響，容易產生「氧化自由基」傷害，容易造成細胞慢性發炎，若是發炎又遇到代謝障礙，便讓發炎遲遲無法順利修復，進而產生其他疾病。而現代人常見造成慢性發炎的原因諸如：

　　❶ 攝入無機物，例如塑膠微粒、重金屬、環境荷爾蒙、以及 PM2.5；

　　❷ 接觸人工的致病源，例如化學藥物、殺菌劑、反式脂肪、人工甘味劑、各種人工荷爾蒙；

　　❸ 情緒壓力、睡眠不足、自律神經失調；

　　❹ 飲食不當導致腸道菌叢

不平衡；

　　❺ 反覆感染、荷爾蒙改變；

　　❻ 表觀基因的修飾。

　　日常生活中，確實有許多因素會產生自由基，既然知道自由基會傷害細胞，過多自由基也會改變腸道微生物菌叢，那麼身體為什麼要製造出它？

自由基也有功用

　　其實，自由基並不全然不好，原因在於自由基可以協助撲滅身體的免疫細胞無法殺滅的微生物與病原，畢竟身體在遇到薩諾斯（Thanos，電影《復仇者聯盟四》中最強大的敵人）等級的病菌，玉石俱焚也不是最好的處理方式，總還是需要犧牲。

　　但是不能全數犧牲掉保護身體的免疫細胞，這時候就需要自由基來幫忙了，這些自由基維持一定數量時，至少還可以保護身體；只是如果數量過多，就會反過來破壞身體的正常細胞了！

自由基的來源

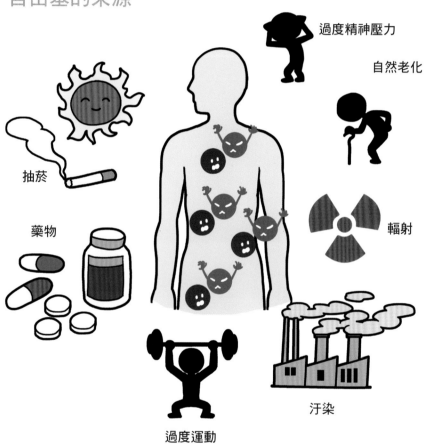

過度精神壓力

自然老化

抽菸

藥物

輻射

汙染

過度運動

哪些體質 容易出現慢性發炎？

對於中醫來說，「體質」是一種現階段狀態，是在正常狀態下所自然呈現出來的身體特質，也是身體對於外在環境適應下所展現出來的正常表現。而且，與一般人的認知不

中醫 9 大體質分類

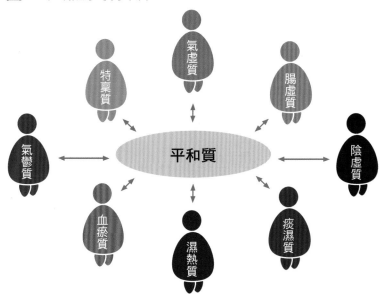

平和質

氣虛質

特稟質

腸虛質

氣鬱質

陰虛質

血瘀質

濕熱質

痰濕質

同，正常人通常也不會只有一種體質表現，時常會同時擁有多種體質狀態，而這些體質狀態正也是中醫診斷與治療時所需要的方向。

而正常的體質是稱為「平和質」，也就是中醫所說的「平人」，指氣血平和之人，指無任何疾病的人。

體質不會一成不變

體質雖與先天稟賦有關，但非一成不變，也與後天的許多因素相關，當環境或生活型態改變時，雖然不同體質的人往往較容易表現出不同症狀，但也不是絕對如此。就算當時因為某些因素而變差的體質，也能隨著適當的調理而逆轉。

常見幾種急、慢性發炎症狀，以中醫的語言可以簡單歸類，包括：火熱症、寒症、虛證、實證、痰飲、瘀、濕、氣滯。臨床上，並沒有哪種體質就一定會出現哪種病症，因為，人體的環境是無時無刻不在變動的，體內的狀態也會因不同的環境、飲食、情緒、壓力、年齡、運動等許多因素而改變。

因此，我們只需了解自己先後天的狀態，並加以維護即可，一旦出現發炎問題，及早透過適當的中醫針藥治療都可以避免日後漫長需要不斷地服用西藥的人生。

在中醫治療上，每種疾病都會有不同的時期與轉歸，因此，以下所列的病理狀態都有可能同時造成多種疾病同時出現。

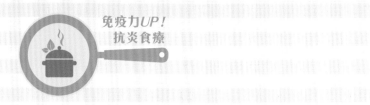
病理分類	原因	症狀表現
熱症	因外感火熱之邪，或寒邪入裡化熱，或因情緒過激，鬱而化熱；或飲食不潔，積蓄為熱；或房室勞傷，傷陰耗陽，造成陰虛陽亢所致。	面紅目赤、煩躁不寧、吐血衄血、小便短赤、大便乾結。
寒症 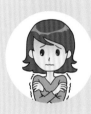	外感陰寒邪氣，或因內傷久病，陽氣耗傷，或過度飲食生冷，導致陰寒內盛所致。	怕冷、面色晃白、肢冷踡臥、口淡不渴、小便清長、大便稀溏。
虛證 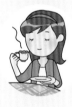	分為先天不足和後天失調兩部分，但還是以後天失調為主。如因飲食失調，脾胃功能不佳，七情勞倦，內傷臟腑氣血；房室過度，耗傷腎氣；久病失治或誤治，損傷正氣等皆可造成虛證。虛證又要再細分成陰、陽、氣、血、精、津，以及臟腑各種不同的虛損。	精神萎靡、身心疲乏、心悸氣短、頭暈眼花、形寒肢冷、慢性腹瀉、小便頻數。

病理分類	原因	症狀表現
實證	有兩個主要原因造成實證，一是為外邪入侵人體，另是由於內臟功能失調，以致痰飲、水濕、瘀血等病理產物停留在體內所致。	發熱、腹脹痛拒按、胸悶煩躁、神昏譫語、呼吸氣粗、痰涎壅盛、大便祕結或下痢，裡急後重、淋瀝澀痛。
痰飲	因各種感冒、情緒壓力……等因素導致水液凝結，停聚於臟腑、經絡以及組織細胞之間引起的病理現象。「痰」的性質較微稠厚，「飲」的質地較為清稀。	痰症症狀表現： 咳嗽痰多、痰色白易喘咳、胸悶、驚悸不寐、眩暈耳鳴、半身偏癱、甲狀腺結節、諸般怪症等。 飲症症狀表現： 咳嗽氣喘、胸悶、痰液清稀色白量多、喉中痰鳴、下肢浮腫、腹部脹悶、腸鳴水聲等。
濕 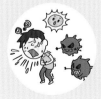	濕性重濁、黏滯，導致疾病纏綿反覆，不易速去。冒濕多得之於久處於潮濕之處所導致的疾病。	腹部痞悶、肢體困重、皮膚發癢、食少便溏、面色暗沉發黃。

病理分類	原因	症狀表現
淤 	凡離經之血不能及時排出和消散，停留在體內，或血行不暢，阻塞於經脈之中，或瘀積於臟腑組織器官的病理產物。有可能因於寒、虛、外傷等。	疼痛如針刺、肌膚甲錯、口唇爪甲紫暗、皮下紫斑、腫塊、面色暗黑。
氣滯 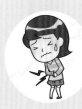	導因於疾病因素、情緒憂鬱或陽氣虛弱，溫運無力等因素，導至某一臟腑或某一部位氣機阻滯，運行不暢所致。	情緒鬱悶、婦女痛經、經前乳脹、月經先後不定期、血行不暢、眠淺易醒。

以現代人常見的便祕為例，初期便祕會覺得腹脹、大便乾硬，口氣重等表現，可能為「實熱症便祕」；但服用軟便劑或瀉藥久了，或是平時喜好冰冷飲食者，就會造成腸道動能減弱，腸蠕動變慢，大便細軟，解後不淨感，出現「虛寒性便祕」；有些人的便祕則是因為緊張而忙碌的生活節奏而造成「氣滯型的便祕」，也較是因為自律神經的問題造成的便祕。

另外，許多老人家因牙口不好，飲食過於輕淡無油，平時也不常運動，就容易出現

「腸燥型的便祕」；也有貧血的人容易因為末梢循環不佳，手腳冰冷，連帶腸道的供血量不足，不大便也不會腹脹，時常數日解便一回，而出現「血虛便祕」。

光是便祕就會出現各種診斷上的不同類型，更遑論其他許多疾病也會有不同證型，在不同的狀態出現。因此，看待疾病絕非一藥一病治療模式，還需經過專業醫師診斷才能對症下藥。

前幾頁表列出較容易出現急、慢性發炎的中醫病理分類，讓讀者可以稍為了解自己出現某些症狀時，可能會是哪種類型的問題。

下頁有「慢性發炎自我檢測表」，讓讀者可以參考，檢

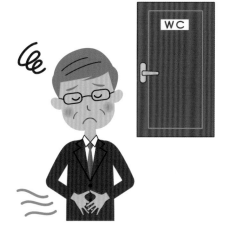

視身體狀況。因為中、西醫屬於相異系統的醫學，理論邏輯與時代背景都不一樣，因此疾病名稱無法完全對應。但中醫醫學屬於類似現代大數據的邏輯思維，更為宏觀細緻。

雖然古人使用的語彙與現代不同，但唯一不變的是，疾病症狀表現初起都很相似，但經過不同的治療方式後，傳變與癒後就大大地不同了。

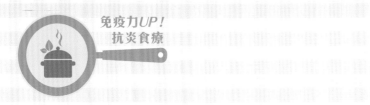
慢性發炎自我檢測表

系統分類	檢視	症狀表現
心血管系統		高血壓
		高三酸甘油脂
		高膽固醇
		低密度膽固醇偏高，高密度膽固醇偏低
		血管硬化
眼科疾病		過敏性結膜炎
		虹彩炎
自體免疫性疾病		蕁麻疹
		反覆慢性濕疹
		過了青春期的青春痘或毛囊炎
		異位性皮膚炎
		脂漏性皮膚炎
		香港腳
自體免疫性疾病		反覆陰道發炎
		反覆泌尿道感染

系統分類	檢視	症狀表現
呼吸系統疾病		過敏性鼻炎
		慢性咳嗽
		氣喘
神經退化性疾病		記憶力減退
		自律神經失調
		慢性失眠
		失智
		阿茲海默症
牙周疾病		牙周病
		牙齦發炎
		三叉神經痛
代謝症候群		肥胖
		痛風
		脂肪肝
		慢性便祕

系統分類	檢視	症狀表現
血清腫瘤指數升高		各種良性腫瘤、鈣化點
		甲狀腺結節
		子宮肌瘤、子宮腺肌症
		乳房纖維囊腫
		攝護腺腫大
		慢性胃發炎
老化		皮膚下垂或皺紋變多

我發炎了嗎？

在西醫來說，有種檢測發炎的指數 CRP（C 反應蛋白），可以作為判斷是否處於發炎狀態的評估標準。早先 CRP 是作為判斷急性發炎的指數，目前又將 CRP 分為高敏感度 CRP（hs-CRP），可以藉由 hs-CRP 得知心臟血管疾病的風險。

CRP 的判別

標準狀態	0.3mg/dl
提高警覺	0.31~0.99mg/dl
異常	1.00mg/dl 以上

hs-CRP<0.1mg/d 為低風險，0.1 ～ 0.3mg/dL 為中風險，>0.3mg/dL 為高風險。

PART 2

我發炎，我生病，我必須很挑食！

常見慢性發炎所導致的疾病包括心血管疾病、
眼睛的疾病、自體免疫系統的疾病、肺部的疾病、
神經退化的疾病、肺部的疾病、婦科的疾病、
代謝症候群、老化甚至是癌症。
若在發炎階段就發現，可以即時阻斷制止健康更惡化。
飲食調整是不錯的方法，
透過各種健康食物與藥膳調理，
不知不覺中身體就變好了。

慢性發炎導致的疾病

心血管疾病

常見的心血管疾病包括膽固醇過高、三酸甘油酯過高、低密度脂蛋白過高、高密度脂蛋白過低、血管壁的彈性降低、粥狀動脈硬化、血管壁狹窄或阻塞、中風……等。

眼睛的疾病

例如過敏性結膜炎、虹膜炎，在診間很容易看到。

皮膚的疾病

慢性蕁麻疹、脂漏性皮膚

肺與大腸互為表裡，與皮膚問題有關係

現存最早的中醫理論著作《素問》中提到：「肺主宣發肅降，肺為水上之源，肺開竅於鼻，肺主皮毛，諸氣憤鬱，皆屬於肺，在志為憂悲，在液為涕，在體合皮毛，在竅為鼻。」其中「肺主皮毛」就指出了皮膚問題往往與肺臟相關聯。

以經絡而言，「肺經與大腸經為表裡經」，意思為包含呼吸系統的疾患與皮膚病往往與大腸的關聯較多。以現代醫學的角度來看，腸胃道黏膜的菌叢分布狀況會表現在皮膚或是呼吸系統的症狀上。

炎、毛囊炎、異位性皮膚炎、各種濕疹。

發炎、胃潰瘍、潰瘍性結腸炎、克隆氏症。

肺部疾病

慢性支氣管炎、氣喘、過敏性鼻炎、慢性阻塞性肺病。

神經退化疾病

記憶力減退、失智症、巴金森氏症。

消化系統疾病

反覆性口腔潰瘍、慢性胃

婦科的疾病

反覆陰道發炎、子宮肌

慢性疲勞症候群的原因

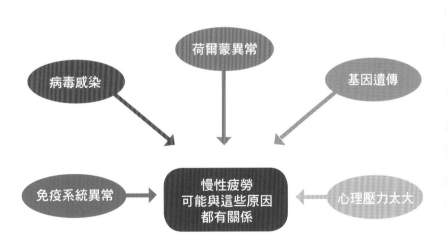

瘤、子宮腺肌症以及乳房纖維囊腫。

泌尿系統疾病

反覆泌尿道感染、膀胱炎、膀胱過動症、攝護腺腫大。

代謝症候群

第二型糖尿病、肥胖症、痛風。

未老先衰

各種癌症前期，包含癌前的鈣化點

五大腫瘤殺手

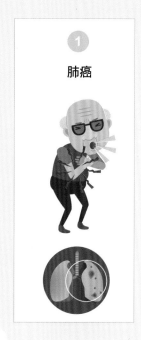

①
肺癌

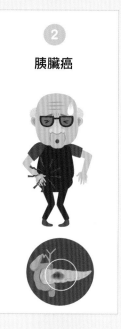

②
胰臟癌

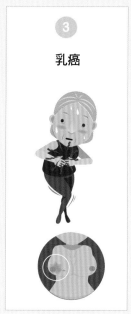

③
乳癌

但是除了這些症狀之外，許多大病都是先從小毛病開始出現，例如常常莫名感到疲倦、怎麼睡都睡不飽、時常感到肩頸痠痛、腰酸背痛、時常反覆感冒、鼻子過敏變得更加嚴重、皮膚莫名地發癢，沒有吃比較多，但體重卻逐漸攀升……但是健康檢查的數據又都一切正常，讓人不知所措，這些小症頭其實都是身體告訴你的警訊。

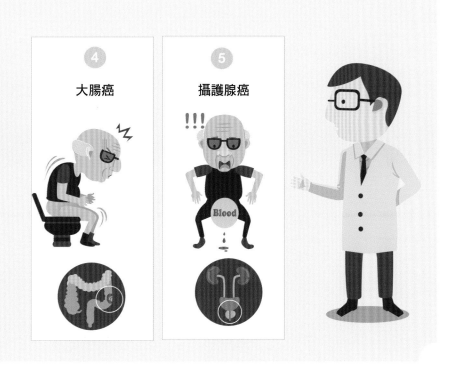

腫瘤指數只是參考，是發炎的警示

健康檢查時，若進行癌症篩檢，當中會有血清腫瘤標記，常見的包括：

1. CEA：腸胃道癌症的指標。包括大腸癌、胃癌、胰臟癌和肺癌。但是，抽菸、肺部感染、支氣管炎、消化道潰瘍、腸胃炎、胰臟炎、甲狀腺功能低下、阻塞性黃疸、慢性肺病等，也可能造成 CEA 濃度的升高。

2. AFP：肝癌的指標。但是，懷孕、肝硬化、急性肝炎也都會讓指數增高。

3. PSA：攝護腺癌的指標。攝護腺腫大或生殖系統有發炎反應時也會讓指數增高。

4. CA125：婦科癌症指標。卵巢癌、子宮內膜癌、乳癌、肺癌、腸胃道癌會升高；子宮內膜異位、子宮肌瘤、腹膜發炎、卵巢炎、肝炎、肝硬化等腸道疾病或婦產科的發炎性疾病，經期前後或懷孕婦女，也會有 CA 125 上升的現象。

5. CA19-9：常用在胰臟癌的腫瘤指標。但是膽管癌、胃癌、大腸直腸癌、黏液型卵巢癌、子宮腺癌會升高，但在膽汁滯留、膽道炎、胰臟炎等良性疾病，也可能會上升，以國人常見的大腸癌最好是結合 CA19-9 及 CEA 指數一同篩檢。

6. CA15-3：檢驗乳癌的指標，但是大腸癌、胰臟癌、子宮頸癌、肝癌等會升高，但在肝炎、肝硬化、卵巢或乳房的疾病等情形也可能上升。

但是我在診間裡常遇到病

患一看到升高的腫瘤指數，就緊張地拚命想知道自己得了什麼癌，讓情緒有所高低起伏；也會遇到患者拿了檢驗報告來問我，「這下完蛋了……中醫比較溫和，我不想動刀，也不想接受西醫癌症治療，不知道能不能吃中藥調理身體，讓自己活久一點？」

其實腫瘤標記只是個參考值，未必代表得了癌症，很多時候，會讓腫瘤指數增高的原因很多，只能做為組織細胞發炎的判斷參考，而許多人得了癌症，腫瘤指數也未必會增高。所以檢查出來的結果，只是作為身體健康狀態的評估依據，告訴受檢者應當注意哪些部分，經過妥當的調理身體，指數還是可以恢復正常的。

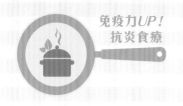
阻斷發炎，飲食養出海洋體質

慢性發炎的原因雖然很多，但是關鍵仍在於能夠固本培元，從基本著手，將身體的基礎打穩。

舉個簡單的例子，家裡有養魚的人都知道，若是魚缸裡面突然倒進滾燙或冰冷等非室溫的水進去，魚缸的水溫馬上就會有波動；但若是把這些水倒進海洋呢？

壯闊的海洋是不會被這些小份量的水所改變，小規模的刺激是無法影響海洋的本質。

自己平常需要讓身體像海洋一樣壯闊、穩定，巍然無懼面對小風小浪，縱使外在氣候改變或者體質遞嬗，也不會影響到自己的身體，也就是讓身體的本質變強固了，就阻斷了慢性發炎的途徑。

要達到這個目標，無疑地，只能從飲食著手，用食養的方法讓自己的身體漸進地走向海洋式的體質。

培養腸道好菌的飲食選擇

吃深綠色蔬菜

綠花椰菜、白花椰菜、高麗菜、羽衣甘藍、甘藍菜、菠菜、枸杞、蘆筍……具有抗

作用以及豐富的植物纖維，此外，各類辛香料，諸如大蒜、洋蔥、韭菜……也有助於益菌生長。

多攝取 omega-3 的油

也就是富含 EPA、DHA 的油脂，包括鮭魚、鮪魚、沙丁魚、鯖魚、秋刀魚；以及富含 α- 次亞麻油酸的油脂，包括亞麻籽油、紫蘇籽油、深海魚油、小麥胚芽、核桃仁……這些與血管健康相關並能減少血管的發炎反應。

多吃全穀類食物

糙米、燕麥、藜麥、地瓜、南瓜等五穀根莖類食物富含植物纖維，並可以穩定血糖，可以拿來取代代替精緻澱粉。

多吃富含植化素、維他命 A、類胡蘿蔔素食物

柑橘類、胡蘿蔔、番茄、甜椒、地瓜、南瓜等黃色的食物富含植化素、維他命 A、類胡蘿蔔素。

減少糖類攝取

甜食是酵母菌的食物，減少甜食攝取，避免腸道菌相失衡並減少胰島素過度分泌，循環中存在的胰島素會讓脂肪細胞堆積，並造成身體的發炎反應，包括腸道與皮膚。

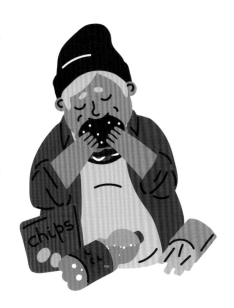

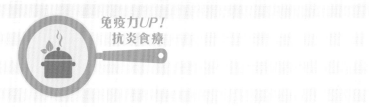
避免攝取含麩質食物

現代的麩質食品有許多是基因改造食品，麩質不耐症會有脹氣、皮膚癢、掉髮、腹瀉……等症狀。

戒酒、戒菸

尼古丁容易產生氧化自由基的傷害，酒精則容易造成器官的損傷。

減少乳製品攝取

乳製品容易出現青春痘、脹氣以及許多人有乳糖不耐的問題。

天然發酵食品

適量攝取無糖優格、酸奶、天然味噌、天然納豆等天然發酵食品，可以適當地調整腸胃菌相。

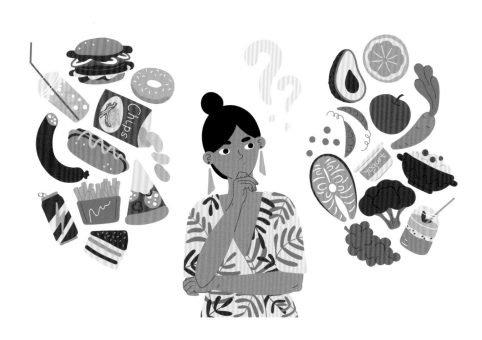

便祕患者可飲用硬水

硬水含鈣與鎂等礦物質，可以幫助腸道排便，並幫助食物在腸道中移動，也可預防動脈硬化及膽固醇偏高。

抗糖化飲食法減少自由基

以目前大眾熟知的健康飲食法中，攝取新鮮蔬果可以增加腸道好菌的益生質，但是不當的料理方式卻會產生許多自由基。

在本書與各位讀者推薦「抗糖化飲食法」來減少自由基生成。

「糖化作用」又稱為「梅納反應」（Maillard Reaction），葡萄糖在不經過

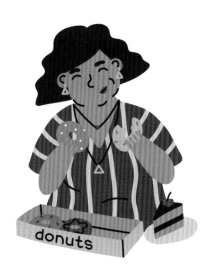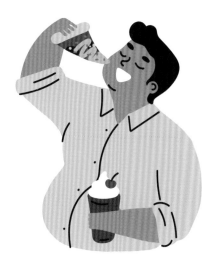

酵素的反應而直接與蛋白質、脂質與核苷酸結合後產生的物質，簡稱 AGEs（糖化作用終產物，Advanced Glycation End Products）。因為不經過酵素作用，因此 AGEs 會在全身各處形成，並造成血管發炎與加速老化。

過於精緻與高糖分的飲食，會使血糖增加，並產生大量的 AGEs，並產生大量的自由基，破壞血管內皮細胞導致膽固醇增加、動脈粥狀硬化、血管彈性降低。過多的 AGEs 也是造成身體慢性發炎的元兇，導致許多疾病，如肌膚老化、糖尿病、骨質疏鬆、心血管疾病、牙周病、黃斑部病變、腎臟病變……等。

只要食物含有蛋白質，就會發生糖化反應，但是有些烹調方式會更加速糖化反應進行。例如脆皮燒肉，脆皮烤鴨……確實是好吃到令人吮指，但是動物性蛋白與脂質一旦透過高溫烹調就會使 AGEs 大幅增加。

雖然正常時候人體還是有能力代謝掉這些不利於健康的物質，但是如果長時間、不正常的飲食習慣，加上其他許多的外在因素，超過身體的負擔時，就容易造成廢物堆積了。此外，外食族時常攝取的油炸食物，或先油炸再煎炒的料理方式、使用微波爐加熱時間過長的食物、加工食品……等都會使 AGEs 含量大增。

飲食烹調要減少 AGEs

飲食中要減少 AGEs，有幾個原則需要注意，最重要的

是要注意烹調溫度與時間，儘量選擇清蒸、水煮、低溫炒的方式代替煎、炸烹調，並縮短烹調時間。此外，華人做菜講究大火快炒，其實想要避免AGEs，應該要冷油冷鍋的方式料理。傳統的中國菜料理方式，大多會等到熱鍋熱油才將食物放到鍋中烹煮，並伴隨著滿屋子的油煙，這油煙主要為油脂的氧化物，往往也造成吸入性的肺部疾病。

料理食材請以原食物的味道為主，不要放太多調味品，包括糖。可以選用檸檬汁或醋來增加風味，也可以減少AGEs生成。請儘量減少攝取加工過的零食、餅乾。並少喝含糖飲料。

而天然的辛香料是最好

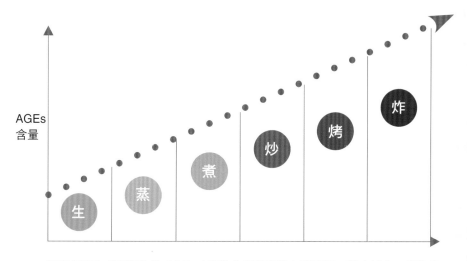

各種烹調方式所產生的 AGEs（糖化作用終產物）都不同，其中以炸、烤的食物含量最高。

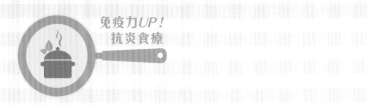

抗糖化飲食的 7 大原則

低溫、短時間烹調

用 50℃的水清洗食材

冷鍋冷油

善用蔬菜高湯

酸能夠抑制 AGEs

多使用各種辛香料入菜

注意用餐順序，可以影響飯後血糖

的抗氧化劑，多食用可以抗氧化、抗糖化，有許多好處。

另外，也要記得多多攝取新鮮的高纖蔬果，臺灣位處亞熱帶氣候，加上農業技術發達，一年四季都有很多高纖蔬果可以購買，非常方便。

五穀雜糧類、根莖類的食物也是抗糖化飲食的好選擇，例如燕麥、或者最近很流行的藜麥，都含有豐富的蛋白質；此外可以適度地減少攝取動物性蛋白質，可以用大豆或者其他雜糧類穀物的植物性蛋白質來取代。

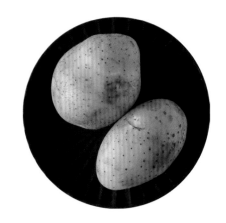

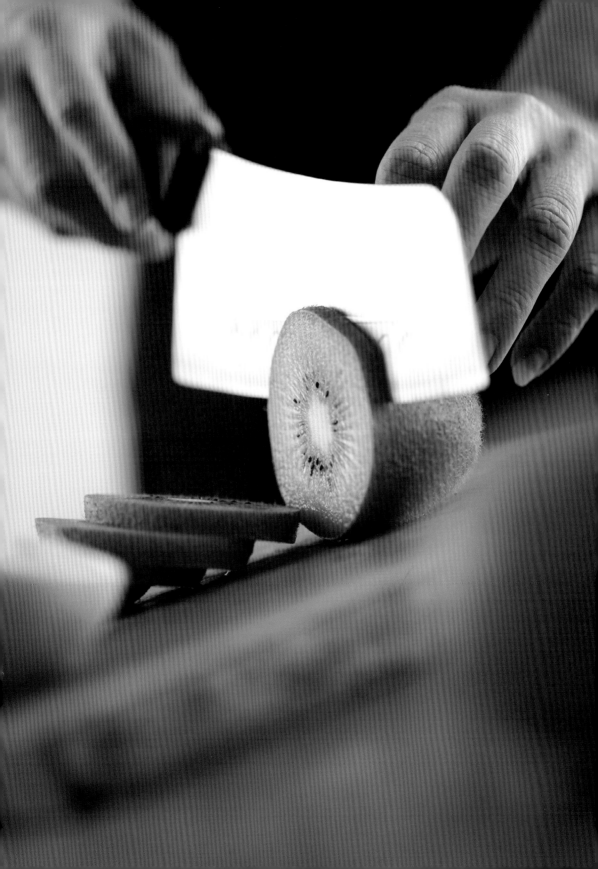

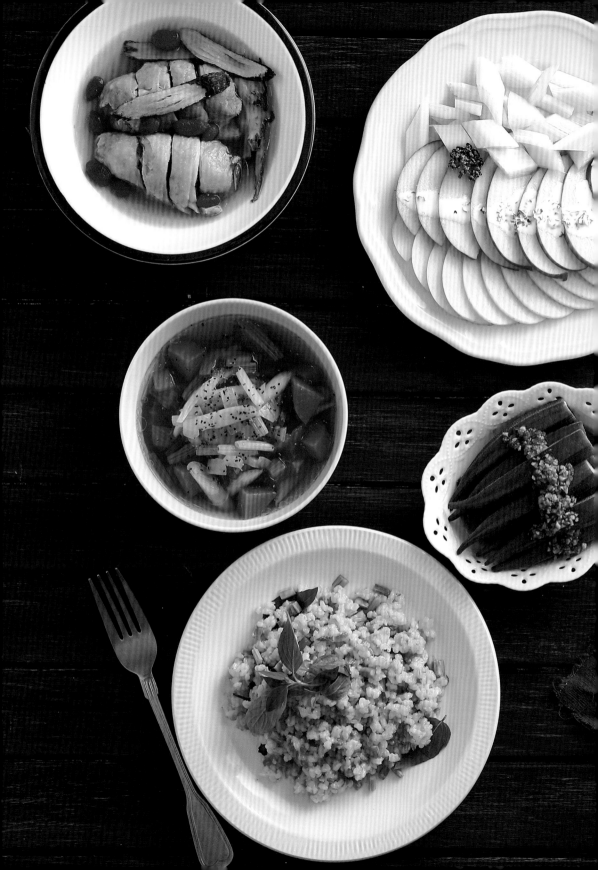

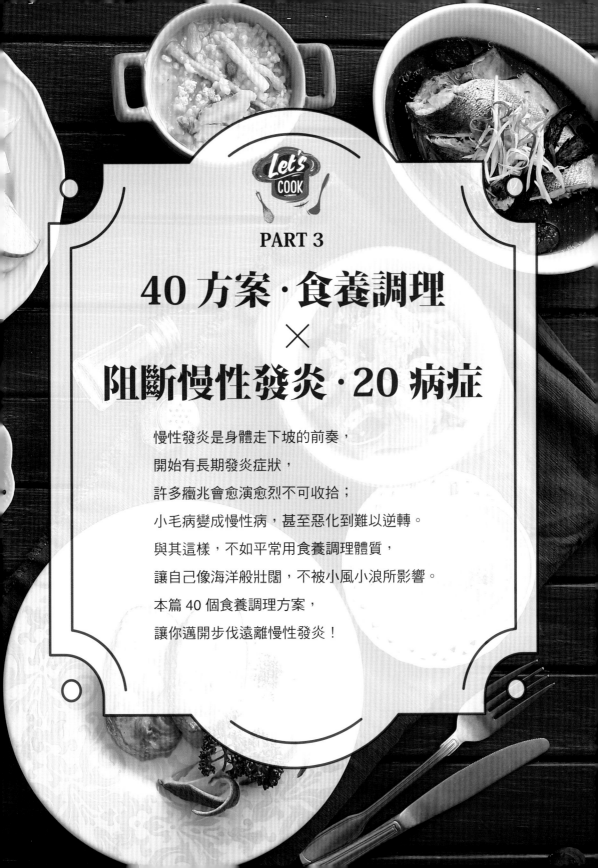

Let's COOK

PART 3

40 方案・食養調理

×

阻斷慢性發炎・20 病症

慢性發炎是身體走下坡的前奏，

開始有長期發炎症狀，

許多癥兆會愈演愈烈不可收拾；

小毛病變成慢性病，甚至惡化到難以逆轉。

與其這樣，不如平常用食養調理體質，

讓自己像海洋般壯闊，不被小風小浪所影響。

本篇 40 個食養調理方案，

讓你邁開步伐遠離慢性發炎！

食養料理好幫手

1 電鍋

電鍋是每個台灣家庭的共同回憶，甚至早年留學生出國也要帶著電鍋，一鍋在手可以走天下。電鍋最早是日本的東芝公司發明的，烹煮原理是利用電鍋內的水量來定時。電鍋買來都會附有量米杯，容量為 180 毫升，除了可以量米以外，也可以拿來計算水量。外鍋若加一杯水，約可以煮 15 至 20 分鐘。

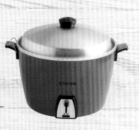

2 平底鍋

平底鍋是西式料理常用的鍋具，主要用來煎、炒，也可以拿來當作燒烤用的介質；若是整支鍋具材質都可耐烤箱的高溫，煎完食物後，可以放在鍋具中直接送進烤箱烘烤。

一般來說，平底鍋常用的料理方式比較高溫，說起來比較不健康，建議在使用平底鍋的時候，可以以冷鍋冷油的方式拌炒，降低梅納反應。

以材質來講，鑄鐵、碳鋼、不銹鋼都是常見的材質；而不沾鍋外覆有鐵氟龍、陶瓷鍍層……等不沾材質，其耐熱溫度要先參閱使用說明書。

3 中華炒鍋

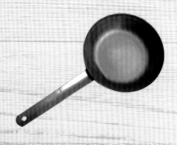

這是華人特有的鍋具，可說是與平底鍋並列的東、西方兩大主要鍋具，甚至連西方的百年鍋具品牌，現在也有出產中華鍋。傳統的中華鍋形制分成雙耳的廣東鍋以及單柄的北京鍋兩種。

其規格在台灣習慣以「尺」為單位，常見的有 1 尺（30 公分）、尺 2（34 公分）、尺 3（38 公分）、尺 4（41 公分）、尺 5（44 公分）等規格。

中華鍋的使用範圍很廣，可以煎、煮、炒、炸、蒸、燻，幾乎各種常見華人的烹飪手法都可以用，是華人廚房裡不能沒有的鍋具。

食養料理好食材

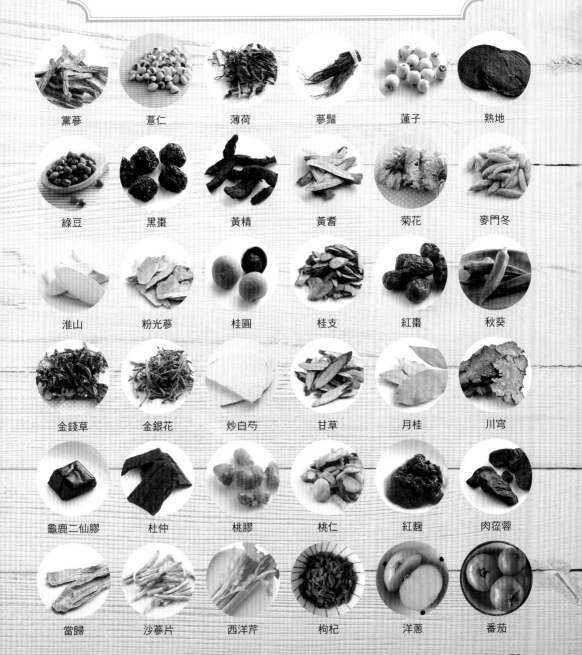

黨蔘   薏仁   薄荷   蔘鬚   蓮子   熟地

綠豆   黑棗   黃精   黃耆   菊花   麥門冬

淮山   粉光蔘   桂圓   桂支   紅棗   秋葵

金錢草   金銀花   炒白芍   甘草   月桂   川芎

龜鹿二仙膠   杜仲   桃膠   桃仁   紅麴   肉蓯蓉

當歸   沙蔘片   西洋芹   枸杞   洋蔥   番茄

1 膽固醇過高

　　很多人很怕膽固醇，其實七成膽固醇是內生的，只有三成是吃出來的。膽固醇並不是壞蛋，可以用來保護身體。當牆角漏水時，膽固醇就像是救急的水泥，趕快塗上去，先止住漏水再說。但是牆角漏水只是症狀，一味地止漏而沒有去找出漏水的原因是沒有用的。當血管發炎破損，身體本能為了想填補而製造出愈來愈多的膽固醇，卻沒有找出發炎的根本原因，若此時又不斷地服用降膽固醇的藥，當下減少了膽固醇，血管也持續地發炎，會產生更大的危機。想要預防膽固醇過高，可以選擇好的油脂，單元或多元不飽和脂肪酸以及 Omega-3 豐富的魚類是預防膽固醇的首選食物。

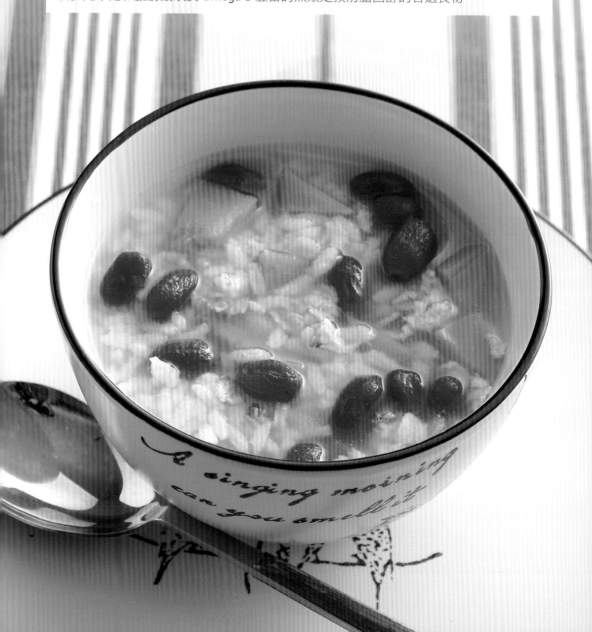

金瓜燕麥粥

材料

金瓜	30 公克
枸杞	20 公克
燕麥片	20 公克
白米	80 公克
水	1 大碗

調味料

鹽	1 小匙

作法

1. 燕麥洗淨泡水 30 分鐘，金瓜去皮、去籽切成丁。
2. 電鍋的外鍋加半杯水；內鍋加入燕麥、金瓜、枸杞以及 1 碗水，按下電鍋開關，約煮 10 分鐘。
3. 等電鍋的開關跳起，內鍋再放入白米並再加入 1 碗水。
4. 外鍋再加 1 杯水，等到開關跳起，米煮至熟爛，放入調味料即可。

所需時間

30 分鐘

所需道具

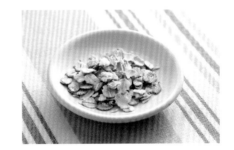

TIPS 這樣吃不發炎

燕麥降膽固醇是可溶性膳食纖維，它會吸附腸內的膽酸（膽汁的成分），原本膽酸是用來乳化脂肪，使脂肪可以被脂肪分解酵素分解，以利於被小腸吸收，膽酸被膳食纖維吸附後，肝臟便需要使用肝臟中的膽固醇來製造膽酸，因此可以降低體內的膽固醇濃度。

TIPS 這樣做才美味

燕麥可選擇原粒壓破的完整燕麥片，除了有特殊香氣之外，也保存了最多營養；若想保存米的口感，第二次蒸煮的時候，外鍋可以不用放到 1 杯水，可讓米不會太過熟爛。

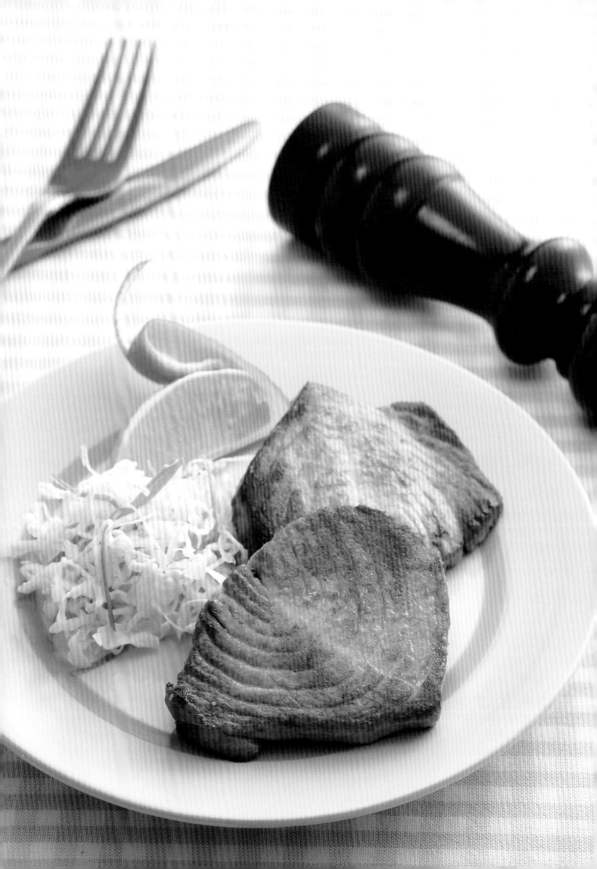

香煎鮪魚

材料

鮪魚	200 公克
高麗菜	30 公克
紅蘿蔔	5 公克
檸檬	1/4 顆
麵粉	少許

調味料

胡椒鹽	1 小匙
鹽	少許
米酒	10 毫升
食用油	20 毫升

作法

1. 將鮪魚切片；高麗菜和紅蘿蔔切絲備用。
2. 將鮪魚、鹽、胡椒粉、米酒混合拌勻，放入冰箱醃 20 分鐘使它入味。
3. 燒熱鍋子，放入食用油，等油熱。
4. 將醃好之材料沾一層薄薄的麵粉，放入鍋中煎熟。
5. 將切好之高麗菜絲、紅蘿蔔絲混合，鋪在盤底，即可將煎鮪魚擺上盛盤。

所需時間

30 分鐘

所需道具

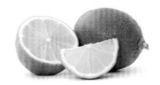

TIPS 這樣吃不發炎

鮪魚可以平衡血液中膽固醇的含量，鮪魚富含的不飽和脂肪酸有 EPA 和 DHA，當血中 EPA 及 DHA 增加時，會在主要攜帶膽固醇的低密度脂蛋白（LDL）中占據較大的空間，因而使 LDL 中的膽固醇減少，可以預防膽固醇過高。

TIPS 這樣做才美味

煎魚的時候油夠熱、魚肉表面擦乾就不會沾鍋，或者也可以在魚肉表面沾上薄麵粉。等到一面煎到變色後再翻面，兩面各煎一次即可起鍋，讓餘溫慢慢熟成魚肉，這樣就不會太柴。

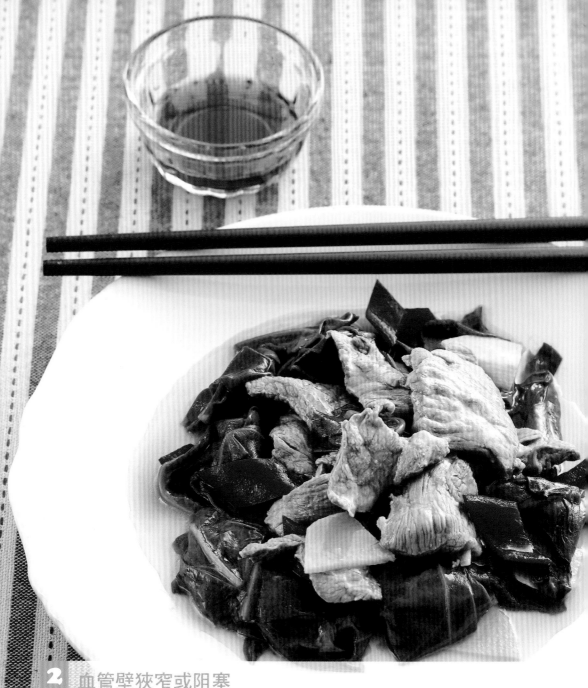

2 血管壁狹窄或阻塞

　　如果身體裡面的膽固醇堆積到一定的程度時，血管內的空間就會愈擠愈小，甚至會被阻塞，造成組織器官缺血、缺氧。這時候常見且容易危及生命的疾病的就是心腦血管疾病，容易出現胸悶、易喘、頭痛……等症狀。

　　改善血管壁的阻塞可以使用活血化瘀類的藥材，例如丹蔘、川七、紅花、赤芍……之類的藥材來協助改善身體健康。

麻油牛肉炒川七

材料
川七	300 公克
牛里肌肉	100 公克
枸杞	20 公克
辣椒切片	10 公克
老薑片	20 公克

調味料
麻油	3 大匙
米酒	2 大匙
醬油膏	1 大匙

醃料
醬油	1 大匙
米酒	1 大匙
糖	1/4 大匙
蒜頭	2 顆
蛋	半顆

作法
1. 將牛里肌肉切片，調味料裡面的醃料調勻，拿來醃製牛肉片。
2. 將枸杞泡水，洗掉雜質後瀝乾。
3. 把川七洗乾淨。
4. 在炒鍋中放入 2 大匙食用油，熱鍋等油熱後放入牛肉片，把肉片兩面都煎上色，就可以取出備用。
5 鍋裡放入 3 大匙麻油，放入薑片，煸出香氣後再放入川七，並加入米酒拌炒。
6. 等到川七炒軟並變深綠色後，就加入步驟 4 的牛肉片，以及步驟 2 的枸杞，用 1 大匙的醬油膏調味即可。

所需時間
20 分鐘

所需道具

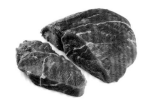

TIPS 這樣吃不發炎

料理用的川七又名「藤三七」，屬於落葵科植物的嫩葉；中藥用的三七別名「田七」，為五加科人蔘屬植物。藤三七的水溶性纖維含量很豐富，不僅有助於維護腸道健康，還可以降低膽固醇。

TIPS 這樣做才美味

若沒有牛里肌，也可以用牛腿肉或其他少脂肪的部位代替；麻油不要煸太久，否則會有苦味，可用小火慢慢煸薑片，等到邊緣微微捲起就會有香味了。

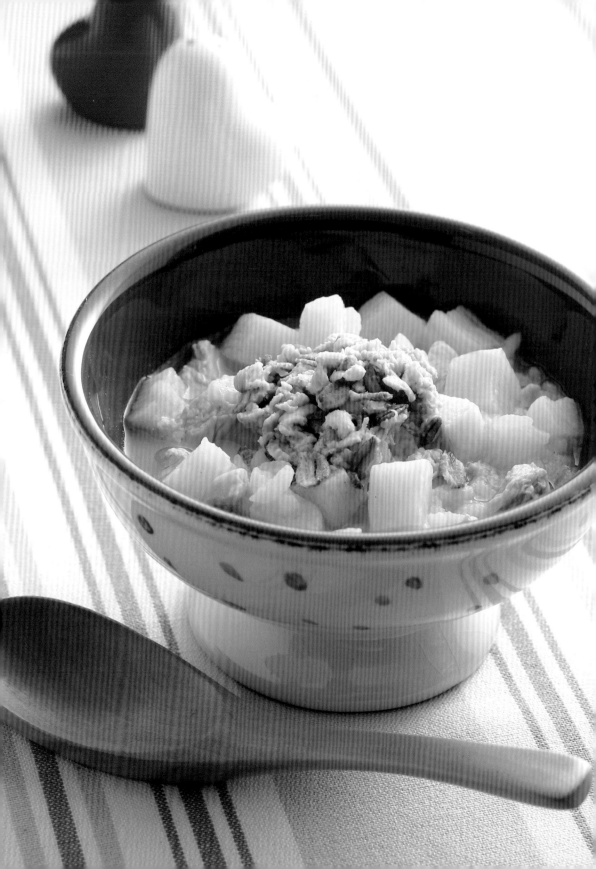

山藥枸杞雞丁麥片粥

材料

山藥	100 公克	
雞胸肉	50 公克	
枸杞	10 公克	
燕麥片	適量	

調味料

雞高湯	50 毫升
鹽	1 小匙

作法

1. 將山藥與雞胸肉切丁備用。
2. 將燕麥片放入碗裡加水浸泡。
3. 將泡軟的燕麥及山藥、雞胸肉與枸杞,加入白米及雞高湯一起放入電鍋;外鍋加 1.5 杯水,煮約 30 分。
4. 等電鍋開關跳起後,再燜 10 分鐘,起鍋後加入少許鹽巴調味。

所需時間

40 分鐘

所需道具

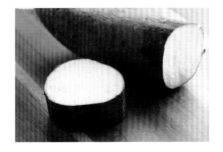

TIPS 這樣吃不發炎

山藥中有可攝取黏質多醣體具消炎止痛作用、含有薯蕷皂苷等抗氧化營養素以及可溶性纖維,有降低膽固醇的功效,不過山藥含鉀量高雖然有利尿降血壓作用,但是腎臟病患應適量食用。

TIPS 這樣做才美味

有些人處理山藥時會引起過敏反應,讓皮膚有刺癢感,可以在水龍頭下邊沖水、邊削皮,可以沖淡山藥的植物鹼與皂角素,比較不會過敏。另外也可以戴上手套,也有一樣的效果。

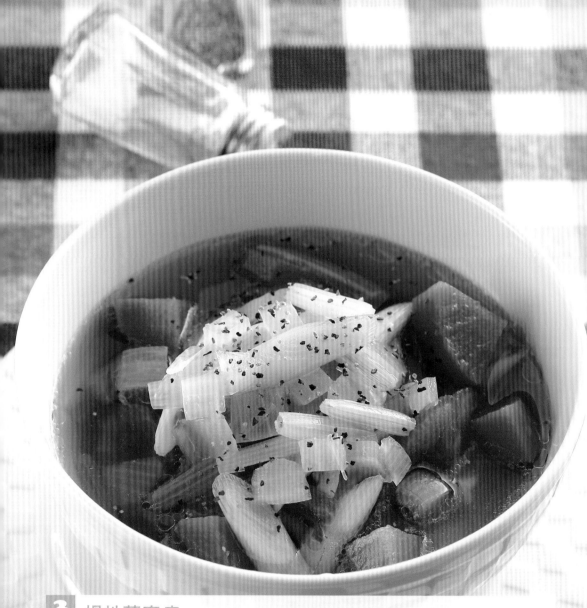

3 慢性蕁麻疹

　　急性蕁麻疹一般多由食物過敏或是灰塵等過敏原所造成,發作時間快但是也消退得快,通常停止接觸過敏原後,蕁麻疹就會慢慢改善消失了。

　　不過慢性蕁麻疹的發生原因不是很明朗,有些人遇到冷風就發作;也有人曬太陽就會發作;甚至還有被屋簷下的髒水滴到也起蕁麻疹;發脾氣或憤怒時,蕁麻疹也會發作地特別嚴重,原因千奇百怪!

　　我就常遇到多年反覆蕁麻疹發作的患者自訴,雖已經治療好九成,但是只要當天有明顯的情緒反差,蕁麻疹就會特別明顯,這就反應了典籍中提到的「在志為憂悲」這句話。

義式蔬菜湯

材料

芹菜	2 根
胡蘿蔔	半條
洋蔥	半顆
牛番茄	1 顆
牛蒡	半條
青蒜	1 隻

調味料

黑胡椒碎	少許
義式香料	少許
橄欖油	1 湯匙

作法

1. 洗乾淨所有材料。芹菜切段、胡蘿蔔切塊、洋蔥切丁、青蒜切段、牛蒡斜切薄片放入鍋中,加入橄欖油拌炒約 5 至 10 分鐘。

2. 將義式香料及黑胡椒碎混合後,繼續拌炒。

3. 加入水 300 毫升共煮。先用大火煮滾,再轉小火續煮 20 至 30 分鐘關火,即可食用。

所需時間

40 分鐘

所需道具

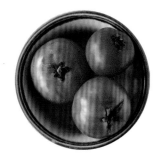

TIPS 這樣吃不發炎

牛蒡具有疏散風熱還有透疹止癢的效果,對緩解蕁麻疹特別有效,但建議蕁麻疹患者少吃帶殼海鮮、堅果類和加工類食品,這類食物富有組織胺,容易造成蕁麻疹惡化,最容易忽略的是香蕉、鳳梨和榴槤也要儘量避免。

TIPS 這樣做才美味

坊間有調配好的瓶裝義式香料,若想自己調配,可用羅勒、洋香菜葉、迷迭香等西式香料混合;想加強蔬菜湯的風味可以自己製作大蒜油當基底:先將冷油放到鍋中,開小火慢慢煸蒜片,小心不要燒焦即可。

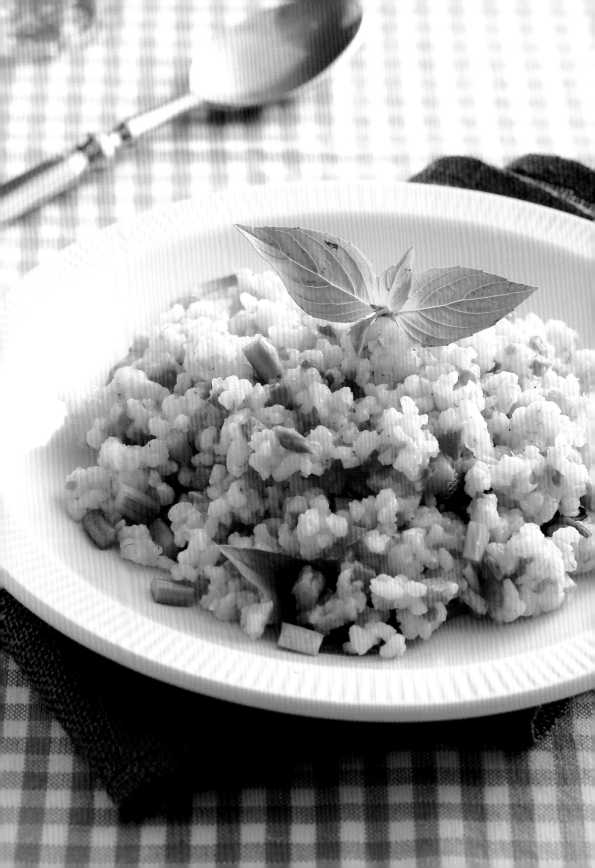

青蔬糙米炒飯

材料

紅蘿蔔	300 公克
九層塔	適量
蘆筍	300 公克
糙米飯	2 至 3 碗

調味料

海鹽	適量
胡椒粉	適量
橄欖油	3 湯匙

作法

1. 前一晚先用電鍋煮糙米飯，煮好後放冰箱冷藏一晚。
2. 紅蘿蔔、蘆筍洗淨切丁；九層塔洗淨切細末。
3. 炒鍋中加入橄欖油 3 湯匙，加入紅蘿蔔丁、蘆筍丁炒熟後加入糙米飯共炒。
4. 起鍋前加入適量調味料及九層塔葉，稍微拌炒一下，冒出香氣後即可關火。可自行斟酌調味。

所需時間

20 分鐘

所需道具

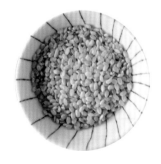

TIPS 這樣吃不發炎

像是糙米、燕麥、藜麥、薏仁這樣的「全穀」，有豐富的維生素 B 群，可提升身體產生抗體效率，可幫助對抗身體過敏反應；全穀類富含鋅，鋅在維持細胞生長分裂旺盛的皮膚組織以及免疫系統都很重要，因此蕁麻疹患者多食用全穀有助於穩定皮膚症狀。

TIPS 這樣做才美味

糙米飯煮之前可先泡水軟化，煮完後放冷藏收乾水分，這樣炒飯時比較不會沾鍋。

4 異位性皮膚炎

　　異位性皮膚炎可說是先天性的過敏性皮膚疾病，患者通常先天皮膚較為乾燥，角質層缺少某種膽固醇的油脂，而皮膚的細胞間隙如同磚牆上的磚塊空隙，磚塊層層堆疊，而水泥量卻不足就會導致異位性皮膚炎。

　　若皮膚的水分保存不夠，這樣的皮膚既缺水也缺油也就特別敏感。治療上除了外部擦覆保濕的油脂之外，可以內服富含 omega-3 的高品質油脂，更重要的是要保持腸道黏膜完整，以避免過敏原滲漏。

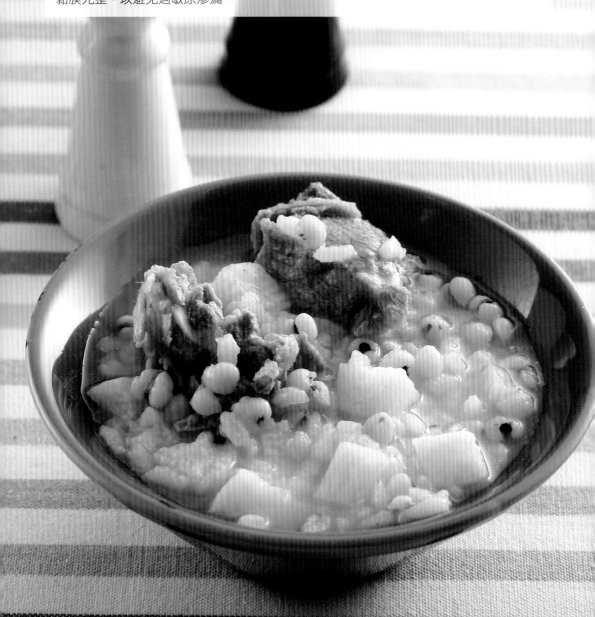

山藥薏仁排骨粥

材料

排骨	50 公克
山藥	100 公克
薏仁	20 公克
枸杞	10 公克
白米	80 公克
水	1 大碗

調味料

鹽	適量
白胡椒粉	適量

作法

1. 將薏仁洗淨泡水 20 分鐘，山藥去皮切塊，排骨汆燙。

2. 將排骨、薏仁、山藥、枸杞與水放入電鍋內鍋中，外鍋加 2 杯水，按下開關。

3. 等到開關跳起後，再將白米放入內鍋裡，內鍋再加 1 碗水，外鍋加 1 杯水，再按下開關。等到開關跳起，起鍋放入調味料即可。

所需時間

40 分鐘

所需道具

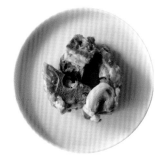

TIPS 這樣吃不發炎

山藥是中藥也是食材，是一種能夠健脾化濕的中藥材，異位性皮膚炎病患應減少燥熱食物，可多吃平性食物。濕熱比較明顯的病患，建議多吃利濕食物，山藥就是一個很好的選擇，同時山藥含有黏多醣，有助於緩解異位性皮膚炎的發炎反應。

TIPS 這樣做才美味

坊間買到的「小薏仁」，其實是去殼精製過後的大麥仁，與食譜中的薏仁並不同，可不要買錯了哦！

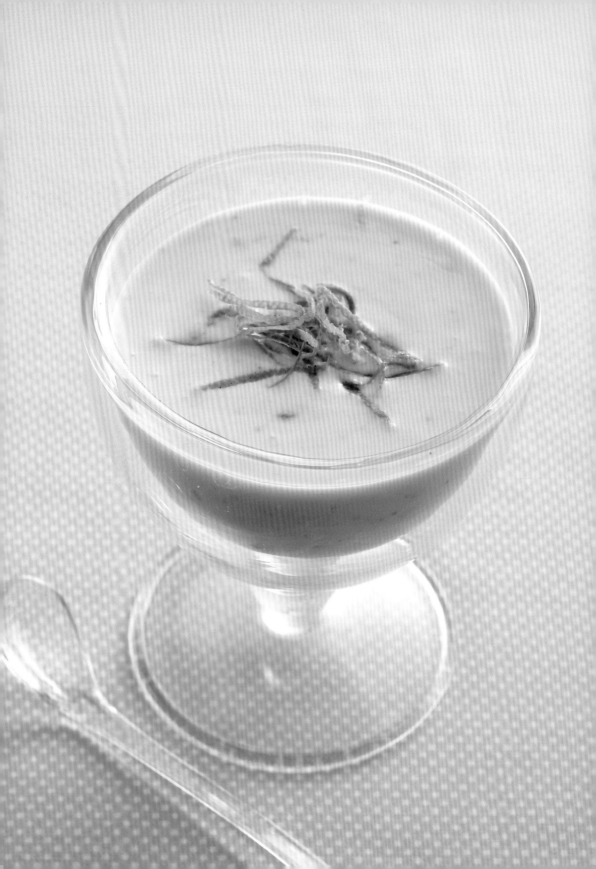

藍莓優格

材料

優格　　　200 公克
藍莓醬　　1 湯匙
紫蘇籽油　50 毫升

作法

1. 將原味優格與紫蘇籽油攪拌均勻。
2. 加入藍莓醬後再次攪拌即可食用。

所需時間

10 分鐘

所需道具

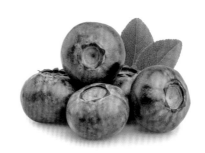

TIPS　這樣吃不發炎

藍莓雖然不是中藥，但是與具有「滋陰養血」效果的中藥理論相近。藍莓含有前花青素，是抗氧化力很強的植化素，屬於優質抗氧化劑，可以抑制組織胺分泌，可以穩定皮膚過敏症狀的皮膚炎。

TIPS　這樣做才美味

使用市面上的優格粉（菌種），或者無糖優格與牛奶混合後，可利用電鍋的恆溫特性自製優格。製程約需保溫 6 到 8 小時即可完成。

5 毛囊炎

　　青春期的皮脂腺分泌旺盛，此時長在臉上的稱為「青春痘」，也就是「痤瘡」；若長在其他部位，如前胸與後背的就稱作「毛囊炎」。在溫暖潮濕的環境下，細菌感染就是主要的致病因素。被感染的原因往往與腸道功能有關，當體內優勢菌為壞菌時，就容易造成免疫力降低而容易被細菌感染。

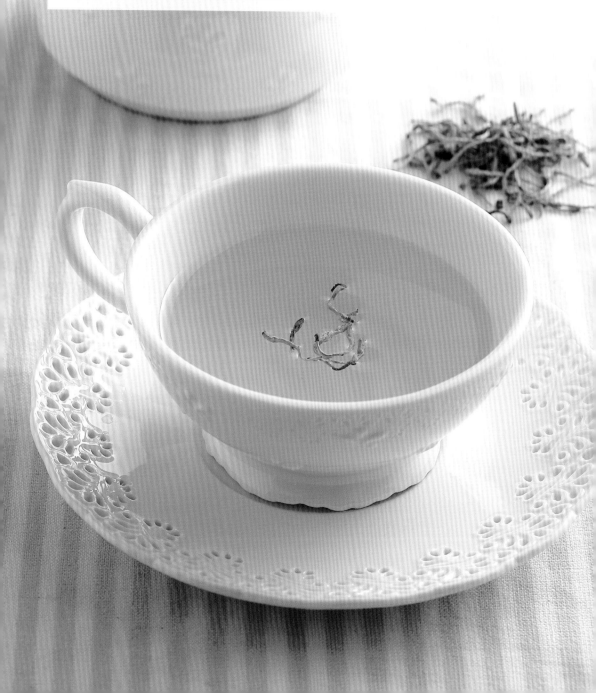

佛手銀花茶

材料

金銀花　　　10 公克
新鮮佛手葉　20 公克

作法

1. 在外鍋加 1 杯水，內鍋放進金銀花與新鮮佛手葉，加水 500 毫升。按下電鍋開關。
2. 等開關跳起後，撈除金銀花與佛手葉即可飲用。
3. 也可以用 100 度沸水沖泡金銀花及佛手葉，15 分鐘後即可飲用。

所需時間　　　　　　**所需道具**

15 分鐘

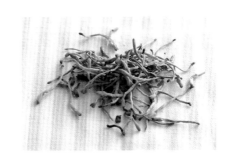

TIPS 這樣吃不發炎

金銀花功效是清熱解毒，《本草綱目》提到：「一切風濕氣，及諸腫毒、癰疽疥癬、楊梅諸惡瘡。散熱解毒。」其中的「癰疽疥癬」就是泛指很多的皮膚發炎性疾病。

TIPS 這樣做才美味

佛手葉並不是市場常見的「佛手瓜」的葉（或稱為龍鬚菜）；而是藥用植物──佛手的葉子，其果皮和葉含有芳香油。新鮮佛手葉可到坊間的青草行購買。

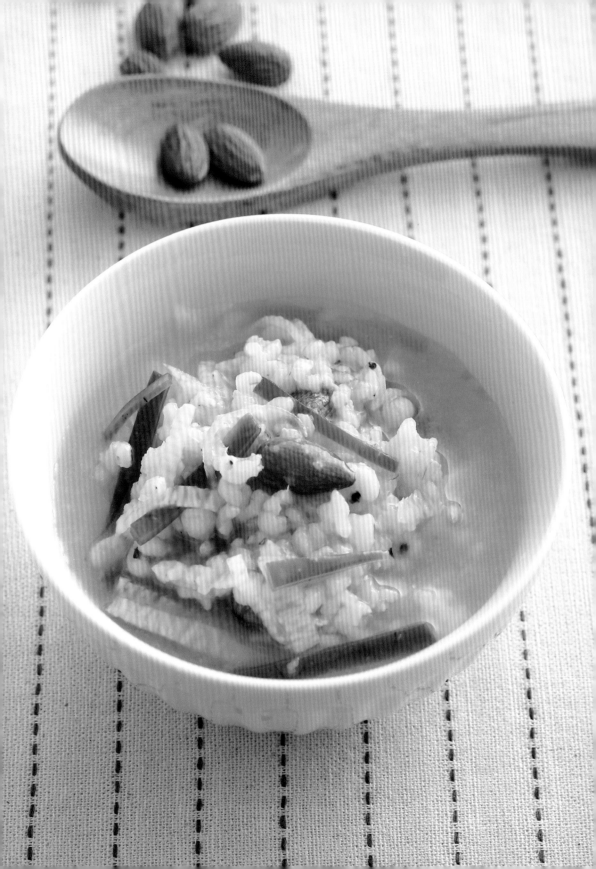

山藥昆布粥

材料

山藥	30 公克
昆布	15 公克
杏仁	15 公克
薏仁	20 公克
糙米	100 公克

作法

1. 昆布、杏仁、薏仁、糙米洗淨備用
2. 將以步驟 1 的料放入電鍋中,在外鍋加入 2 杯水,內鍋加入 6 杯水,按下開關。
3. 等開關跳起來,再燜一下即可食用。

所需時間

40 分鐘

所需道具

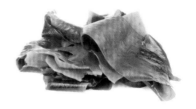

TIPS | 這樣吃不發炎

薏仁(薏苡仁)是中藥材,同時也是常見來食用的保健食品,具有利水消腫、健脾祛濕、清熱排膿抗炎和增強免疫力的功效,但是要注意薏仁的屬性偏涼,所以不適合體質偏虛偏寒的人長期服用。

TIPS | 這樣做才美味

若不容易取得南杏或北杏,可用坊間常見的美國杏仁代替。煮粥的時候,若是想喝湯水多的粥,電鍋開關跳起後就可以起鍋;若想要濃稠一點,可以多燜久一點,等粥中米粒吸滿水分再起鍋。

6 過敏性鼻炎

　　鼻過敏是許多台灣人常見的過敏性疾病，原因可能是先天遺傳與後天環境影響。長時間的過敏會導致鼻腔黏膜腫脹，使得呼吸不順暢。常見到患者會張口呼吸，打呼聲也較明顯。若在孩童時期的過敏性鼻炎較容易造成夜間睡眠品質不佳，使得白天精神不好，學習效果不佳。

　　在中醫辯證上，過敏性鼻炎大多導因於「肺脾虛寒」，也就是呼吸道先天功能不良與腸道運化功能不佳，減少冰冷飲食與勤運動是改善過敏的最根本方法。維持腸道黏膜的環境穩定也可有效改善鼻腔黏膜系統的慢性發炎。

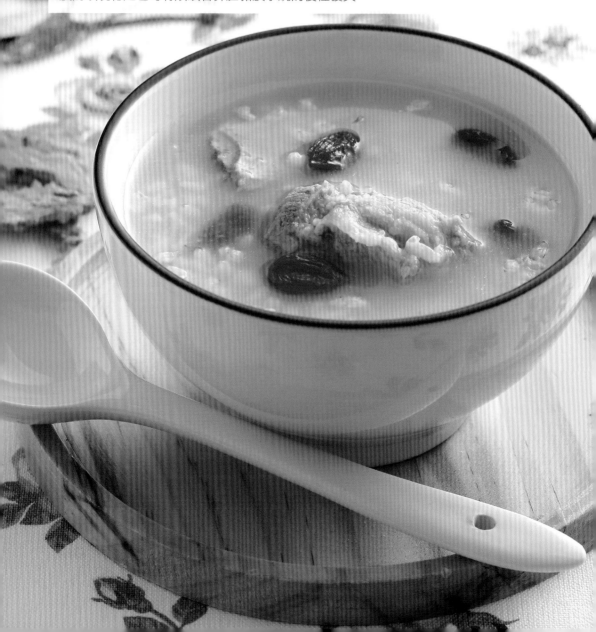

黃耆白朮排骨養生粥

材料

排骨	50 公克
白朮	10 公克
黃耆	10 公克
黨蔘	10 公克
枸杞	10 公克
糙米	80 公克
水	1 大碗

調味料

鹽	1 小匙

作法

1. 白朮、黨蔘、黃耆、枸杞等藥材洗淨,加水 1000 毫升,放入電鍋中。外鍋加 1 杯水。
2. 將步驟 1 的藥渣去除,留下藥汁。
3. 排骨洗淨汆燙後去血水,加入步驟 2 的藥汁與糙米一起放入內鍋,外鍋加 2 杯水,等開關跳起來後起鍋,放入適量調味料即可食用。

所需時間

40 分鐘

所需道具

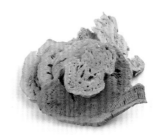

TIPS 這樣吃不發炎

黃耆補氣,在中醫理論中的的性味是甘溫,因此對於脾肺虛寒的免疫力低下、鼻過敏的人,黃耆能提升他們的免疫力;同時也幫腸胃吸收營養,很適合放在居家藥膳湯的燉補藥材。

TIPS 這樣做才美味

汆燙時,請將排骨與冷水放在一起用小火煮沸,俗稱「跑活水」,如此才能有效去除排骨裡的血水。

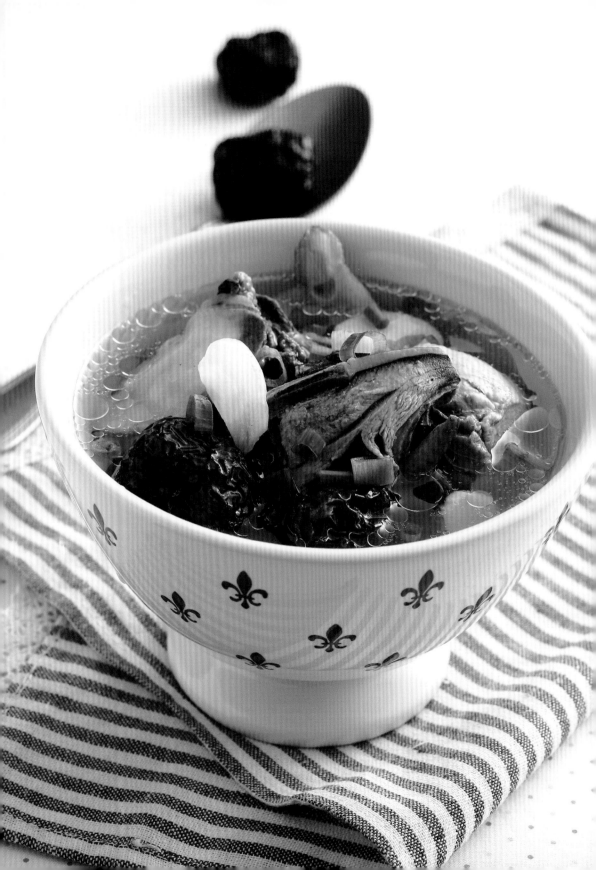

粉光蔘燉烏骨雞湯

材料

		調味料	
粉光蔘	20 公克	米酒	適量
黑棗	10 枚	蔥	適量
烏骨雞	1 隻	薑	適量
枸杞	適量	蒜	適量

作法

1. 粉光蔘片、枸杞、黑棗及烏骨雞洗淨備用。
2. 將粉光蔘、枸杞、黑棗及烏骨雞置於電鍋中，內鍋的水量淹過食材。
3. 加入適量米酒、蔥薑蒜等調味料，外鍋加入 2 杯水，開關跳起後就可起鍋。加入少許鹽調味即可食用。

所需時間

40 分鐘

所需道具

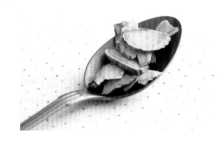

TIPS 這樣吃不發炎

粉光蔘也稱為西洋蔘，或者花旗蔘，主產於北美洲，例如美國、加拿大。粉光蔘屬於涼補的中藥材，適合長期服用，藥膳中再添加溫性的枸杞和黑棗，調和起來四季都能食用。

TIPS 這樣做才美味

若喜歡藥膳裡面有較強烈的酒氣，可以等起鍋後再加入米酒。但是食用含酒料理後，切記不能開車喔！

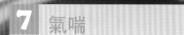

7 氣喘

　　台灣氣候潮濕，氣喘患者大多對「蟎蟲」過敏而引發肺部發炎造成哮喘反應。除此之外，氣喘會與感冒一併發作，發作時支氣管狹窄導致氣流只進不出，造成呼氣困難，因此常見需要端坐呼吸。通常發生在本身已有過敏病史的人。中醫的治療在急性期以清肺化痰為主；保養期則應強固身體免疫功能，給予補肺腎的藥材如粉光蔘、冬蟲夏草以強固肺部的抵抗力。

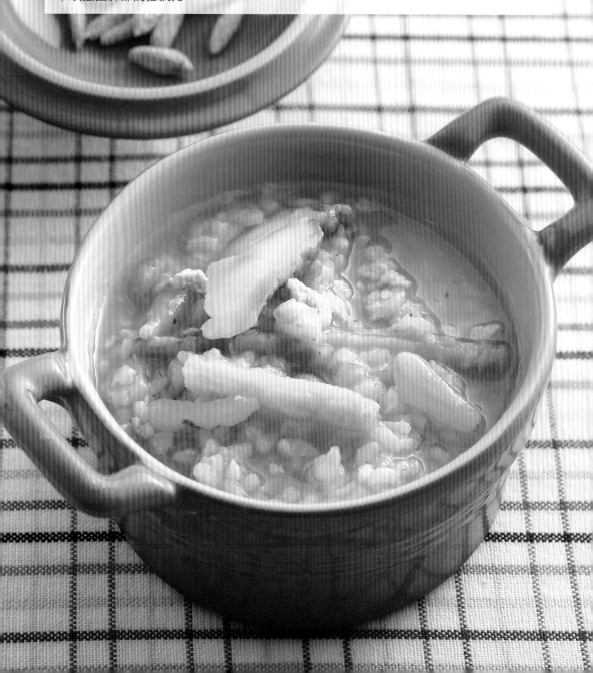

雙蔘麥門雞蓉粥

材料

雞絞肉末	40 公克
粉光蔘片	10 公克
沙蔘片	10 公克
麥門冬	10 公克
枸杞	20 公克
糙米	80 公克
水	1 大碗

調味料

鹽	1 小匙

作法

1. 將雞絞肉汆燙備用。糙米洗淨泡水 2 小時。

2. 將雞絞肉、粉光蔘、沙蔘、麥門冬、枸杞放入鍋中，加水煮開後，轉小火續煮約 8 分鐘。

3. 將步驟 2 煮好的的食材放入糙米後，放至電鍋中，外鍋加 2 杯水，等到電鍋開關跳起後起鍋，放入調味料即可。

所需時間

40 分鐘

所需道具

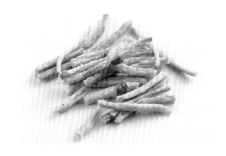

TIPS 這樣吃不發炎

粉光蔘含有多種粉光蔘皂甘、多醣體、氨基酸及微量元素等營養成分，對於體質虛弱的兒童有改善慢性氣喘功效；粉光蔘也可打成粉再添加貝母和蟲草菌絲體粉末直接服用能有更好的效果。

TIPS 這樣做才美味

若覺得糙米不易煮爛，可將糙米洗淨後泡水 10 至 20 分鐘，瀝水後冷凍起來。待結凍後取出，不解凍就直接煮，透過結凍的水分破壞糙米的結構，這樣煮完的糙米粥就會非常綿爛。

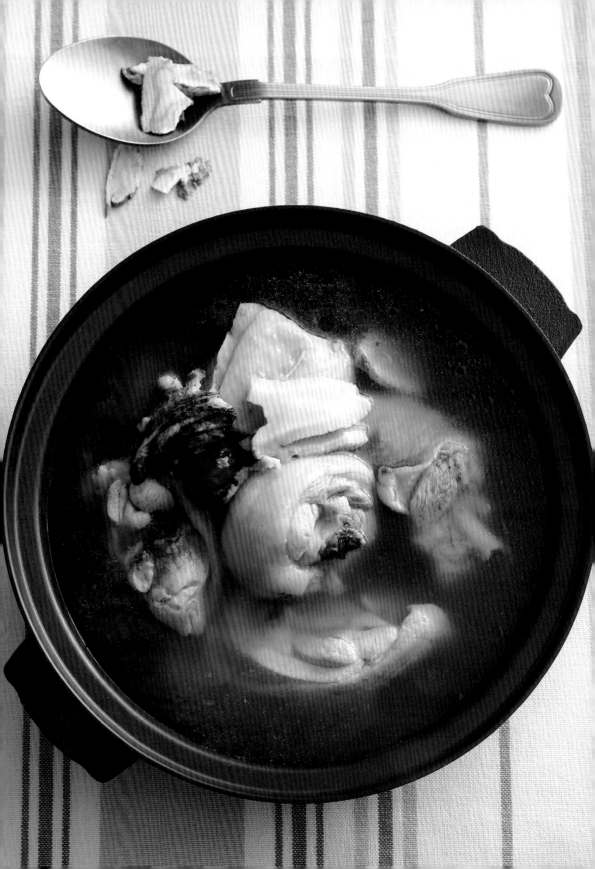

粉光蔘補氣雞湯

材料

帶骨雞腿	150 公克
薑片	10 公克
當歸片	10 公克
粉光蔘	10 公克
紅棗	5 枚

調味料

鹽	1 小匙
米酒	少許

作法

1. 雞肉切塊汆燙後去血水洗淨備用；當歸片、粉光蔘片及紅棗洗淨備用。
2. 內鍋放入雞肉、薑片、藥材，加入 600 毫升水；外鍋加 2 杯水，按下電鍋開關一起燉煮至雞肉軟爛。
3. 起鍋前放少許米酒、鹽調味即可。

所需時間

40 分鐘

所需道具

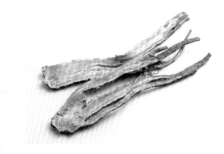

TIPS 這樣吃不發炎

可補氣的雞湯，除了粉光蔘，常見的還可以添加黃耆、黨蔘等中藥材，可依據口感酌量添加 20 至 30 公克，尤其排斥粉光蔘稍稍淡苦味口感的讀者，可考慮改成黨蔘。

TIPS 這樣做才美味

紅棗在下鍋前，可以先將它捏破，這樣燉煮時紅棗的味道會更加出色。

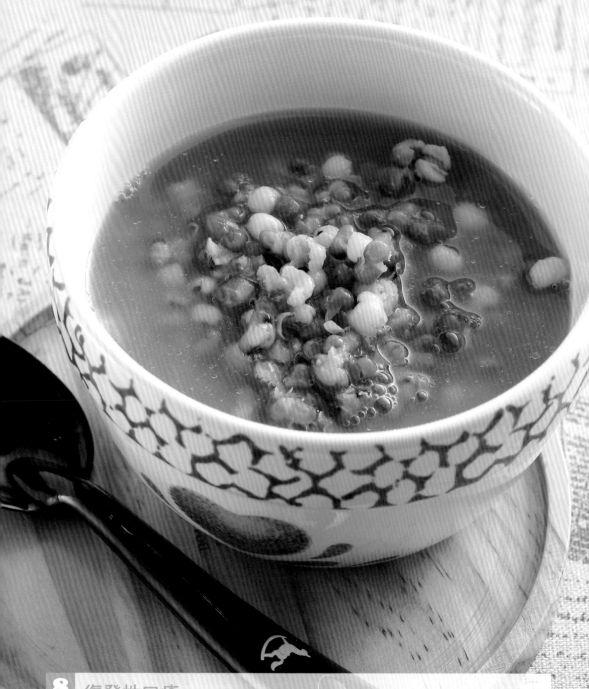

8 復發性口瘡

　　口腔黏膜潰瘍往往伴隨火氣大，長期睡眠品質不佳，造成免疫力低下，腸道不健康。中醫治療上多以清熱解毒為主，輔以補腎溫陽。一方面以清熱解毒藥消炎傷口；另一方面溫補腎陽，提振免疫功能才能將反覆多年的口瘡斷根。

綠豆薏仁湯

材料

		調味料	
綠豆	150 公克	桂花釀	適量
薏仁	150 公克		
水	1000 毫升		

作法

1. 先將水煮滾,同時並將綠豆及薏仁洗淨泡水約 30 分鐘。

2. 水滾開後,加入瀝乾的綠豆及薏仁以小火煮 30 分鐘。

3. 關火後,蓋上鍋蓋再燜 30 分鐘。

4. 燜的時候可以觀察綠豆開花程度,如果綠豆還不到很開花,就再開火煮 3 分鐘再燜 15 分鐘即可。最後加上桂花釀調味。

所需時間

60 分鐘

所需道具

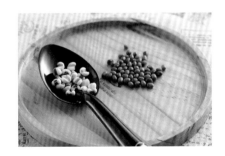

TIPS 這樣吃不發炎

體質更燥熱的人,可選擇綠豆衣,也就是綠豆皮。仔細區分,綠豆仁屬於溫,而綠豆外殼屬於涼。綠豆薏仁湯不要加太多糖,免得因為太甜而影響免疫力。

TIPS 這樣做才美味

若要維持綠豆顆粒完整,不想吃到粉碎的綠豆,蒸煮綠豆 10 分鐘後就可以關火或關電鍋,用餘溫將綠豆「燜」熟即可。煮好綠豆後再加糖調味,請勿連糖一起燉煮。

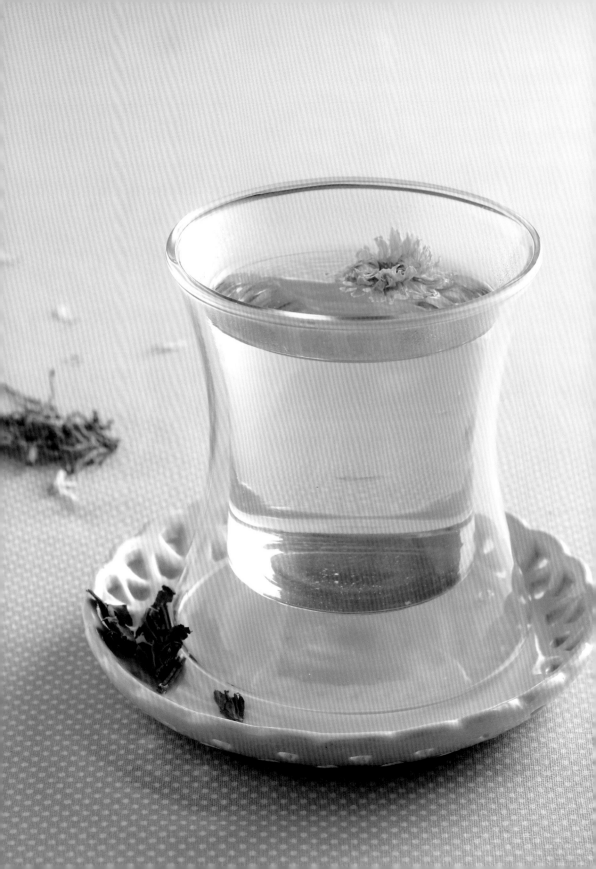

銀菊清涼茶

材料

金銀花　　10 公克
杭菊花　　10 公克
薄荷葉　　10 公克
水　　　　500 毫升

作法

1. 將金銀花、杭菊、薄荷葉與 500 毫升的水放入電鍋內鍋中，外鍋加 1 杯水，按下開關。

2. 等到開關跳起，濾除步驟 1 的渣滓即可飲用。

3. 也可直接以 100 度的滾水沖泡，悶泡 10 至 15 分鐘即可飲用。

所需時間　　　　　　　**所需道具**

15 分鐘　　　　　　　

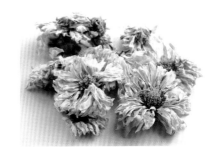

TIPS 這樣吃不發炎

金銀花和菊花都具有清熱退火殺菌的功效，但是菊花的名氣遠大於金銀花。兩藥材屬性都是偏寒涼，假如擔心使用過多，可當成漱口藥漱口，以達到清潔口腔瘡面，也有消腫殺菌止痛的作用。

TIPS 這樣做才美味

若用新鮮薄荷葉，香氣比較不明顯，可以使用乾製後的薄荷，清涼的香氣更為強烈。

9 反覆陰道發炎

　　陰道的環境呈弱酸性，pH 值約為 3.8 至 4.5，在此環境下，原存在於陰道的菌叢如乳酸菌，會讓陰道的環境呈現酸性並產生過氧化氫（H_2O_2）以達到對其抗他壞菌的作用。性行為之後，精液為弱鹼性，約 pH7 左右，就會改變陰道原本的酸鹼環境，原則上人體都會有自淨作用，如果本身的乳酸菌或其他益菌數量不足時就容易導致感染。常見造成感染的菌種為念珠菌、陰道滴蟲或黴菌，保持個人衛生習慣、不要過度清潔都能預防反覆發生的陰道炎。

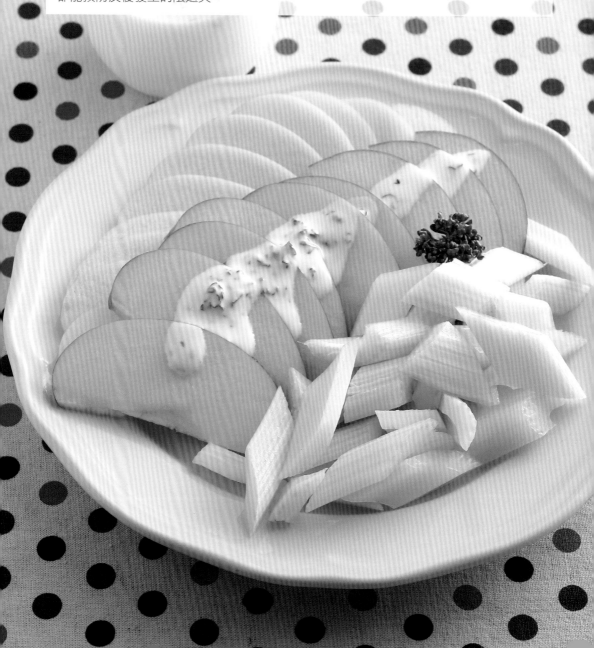

雙色蘋果拌西芹

材料

西洋芹	20 公克
紅蘋果	1 顆
青蘋果	1 顆

調味料

蜂蜜	3 小匙
優格	100 公克
檸檬汁	少許
新鮮巴西里少許	

作法

1. 西洋芹刮除纖維後洗淨，切成薄片狀備用。
2. 將紅、青蘋果洗淨去核，切成薄片狀；新鮮巴西里剁碎後備用。
3. 將調味料拌勻，淋在步驟 1、2 的食材上，裝盤即可食用。

所需時間

20 分鐘

所需道具

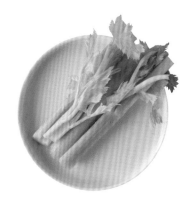

TIPS 這樣吃不發炎

西洋芹的纖維可幫助排便，中醫認為正常排便可以退火氣，也就是正常代謝排毒；而西芹汁則具有殺菌功能，可透過鈉簇鹽殺死體內細菌。

TIPS 這樣做才美味

西洋芹在食用之前，可以先浸泡冰水，吃起來就會非常爽脆。

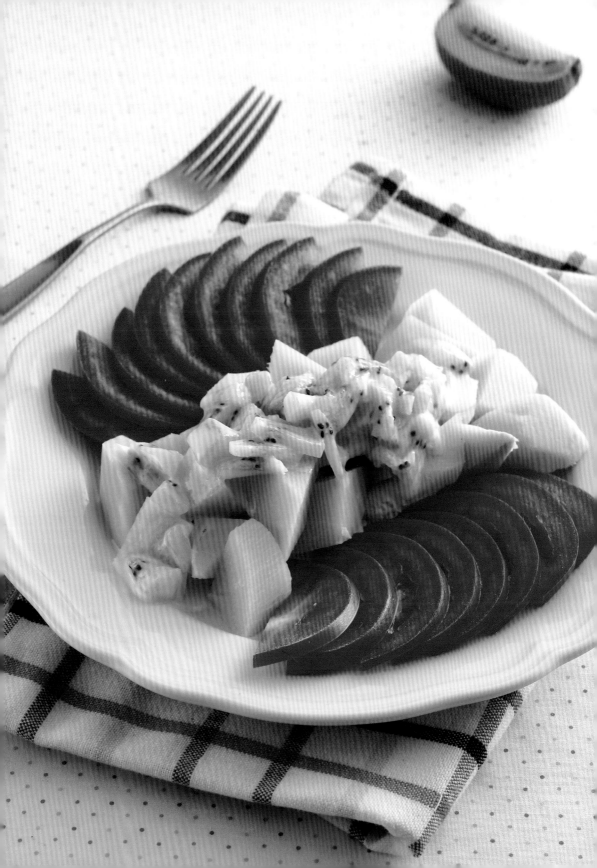

奇異果優酪鮮筍

材料
綠竹筍　200 公克
牛番茄　20 公克
奇異果　1 顆

調味料
優格　100 公克

作法

1. 將綠竹筍洗淨後，帶殼放進電鍋內鍋，鍋中不加水；外鍋加 1.5 杯水，蒸 20 分鐘。電鍋開關跳起後燜約 10 分鐘。
2. 將牛番茄切片排盤、綠竹筍去殼切滾刀塊，放入盤中備用。
3. 將奇異果半顆切丁；另外半顆搗成泥加入優格，拌勻淋上即可食用。

所需時間

30 分鐘

所需道具

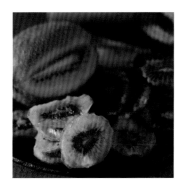

TIPS　這樣吃不發炎

女性平時最簡單的保健方式是食用優格，因為優格為酸性，內含活性乳酸桿菌，經常服用會幫助增加陰道內乳酸菌，有助抑制陰道環境的致病原，是一種天然有效的保健方式。

TIPS　這樣做才美味

綠竹筍要挑選形像彎牛角，重量約為 300 到 400 公克左右大小的口感最好。若前一天有下雨，隔天的綠竹筍是最好吃的。雨後隔天早上，是最佳的購買綠竹筍時機。

造成泌尿道感染的原因有 80％為大腸桿菌感染所造成，而年輕女性的發生率又較高，也與性行為有關。當細菌由輸尿管往上滋生容易造成腎盂腎炎，除了保持良好的個人衛生習慣，也需在性行為前後排空尿液以減少感染機會。另外，保持體內益菌優勢的環境以對抗壞菌也是提高自體免疫能力很大的關鍵。

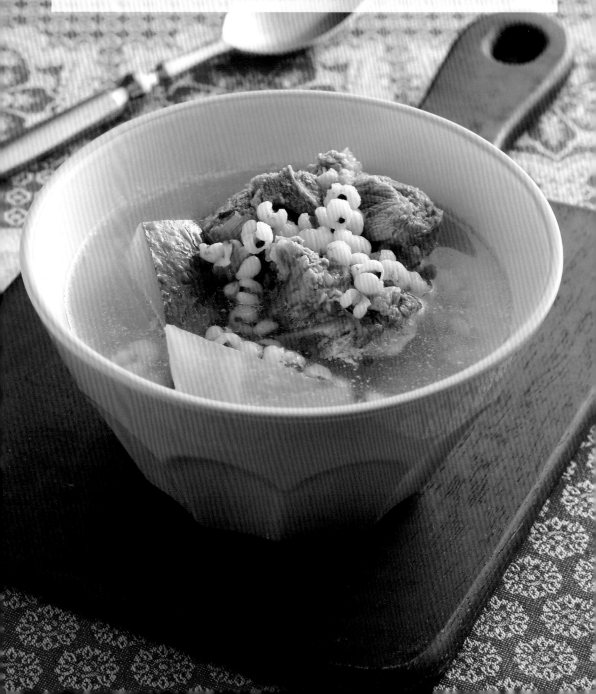

冬瓜薏仁排骨湯

材料

帶皮連子冬瓜	300 公克
豬小排	300 公克
薏仁	100 公克
生薑絲	適量

調味料

鹽　適量

作法

1. 將豬小排汆燙去腥。
2. 帶皮冬瓜去籽後切片備用。
3. 薏仁泡水靜置 1 小時
4. 在電鍋內鍋放入冬瓜、薏仁及排骨，倒入 700 毫升的水；外鍋倒入 2 杯水，按下
開關，待開關跳起後加適量鹽巴調味後即可食用。

所需時間

40 分鐘

所需道具

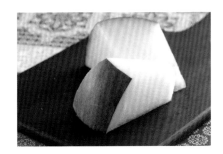

TIPS　這樣吃不發炎

冬瓜皮內含有大量的維生素、礦物質，也有苦味素等植化素，所以帶皮吃雖然不好吃，但抗菌效果比較好喔！

TIPS　這樣做才美味

冬瓜切塊的大小要適中，不要太小，免得燉煮後冬瓜太過軟爛，失去口感；若擔心燉煮後排骨太柴，可以在下鍋前先將排骨過熱油燙過。

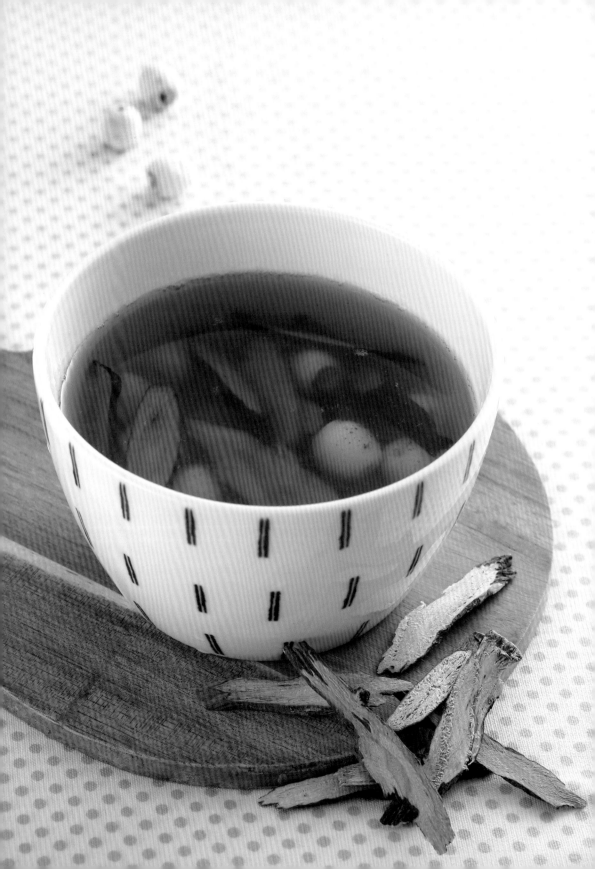

蓮子甘草湯

材料

去心蓮子　　60 公克
生甘草　　　10 公克

作法

1. 將蓮子在水中浸泡 20 分鐘。

2. 將甘草與蓮子放入電鍋內鍋裡，加上 500 毫升的水；外鍋加入 2 杯水，按下電鍋開關。等電鍋開關跳起後，再燜 20 分鐘。

3. 起鍋後，觀察蓮子是否已經熟透。食用時可吃蓮子飲湯，甜度也可以自由調整。

所需時間

30 分鐘

所需道具

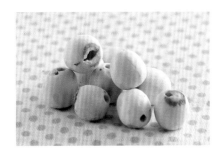

TIPS 這樣吃不發炎

蓮子健脾利濕、固澀止帶，對膀胱炎、盆腔炎或陰道炎其實都有效果。此外請使用生甘草，因為有些市面的甘草例如炙甘草，為處理過的蜂蜜泡製甘草，炙甘草偏向補身，生甘草比較具殺菌作用。

TIPS 這樣做才美味

蓮子表面有角質，會隨著貯放時間而變厚，所以煮蓮子之前要先浸泡熱水才會變爛；請勿用冷水，否則會愈來愈硬。若使用的是新鮮蓮子，就不需要浸泡，洗淨即可，但是須先剔除蓮子心。

11 記憶力減退

記憶力減退會讓人感覺是不是自己老了，中醫認為是腎氣虛弱所造成，「腎主腦」腎精充實腦就不會萎縮，因此有補腎健腦之說。長時間過勞，睡眠不足……確實都會出現「腎氣虛弱」。人只有在正常自然入眠的時候，腦部新陳代謝的廢物才得以透過腦脊髓液排出，並將養分帶入大腦。需要靠助眠藥物入睡的人無法有效排出腦部代謝廢物，會造成代謝廢物堆積，同時無法將足夠的養分帶入腦部。所以時間長了就會造成記憶力衰退、失智，甚至阿茲海默症等問題。

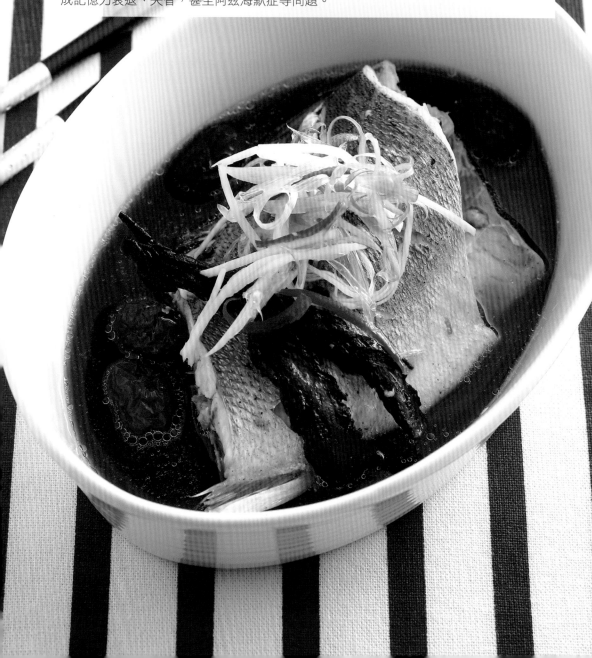

肉蓯蓉蒸鱸魚

材料

鱸魚	1 條
薑	10 公克
蔥	10 公克
辣椒	5 公克
肉蓯蓉	10 公克
紅棗	5 枚
黃精	10 公克

調味料

鹽	1 小匙
米酒	10 毫升

作法

1. 薑、蔥、辣椒切絲備用。
2. 將去除魚鱗、內臟的鱸魚放入滾水中汆燙。
3. 將全部的中藥材加上 500 毫升的水，用大火煮滾後轉小火，煮 30 分鐘。
4. 將煮好濃縮藥液淋上魚身，並撒上薑、蔥、辣椒。
5. 將魚放入電鍋，外鍋加 1 杯水蒸約 10 分鐘即可。

所需時間

50 分鐘

所需道具

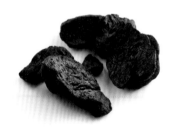

TIPS 這樣吃不發炎

肉蓯蓉能降低失智因子，例如澱粉樣蛋白沉積在腦神經所造成的斑塊。可改善認知和記憶行為能力，並能提升身體抗氧化能力，有延緩衰老的功效。

TIPS 這樣做才美味

蒸魚時，鱸魚下面要加上介質墊底，才不會黏在盤底，也可以保持空氣流通。可用蔥段、蔥絲或者筷子當作介質。蒸魚的時間約是 600 公克的魚蒸 6 分鐘，以此類推，但因為電鍋熱力不如瓦斯爐，可以酌量增加蒸魚的時間。蒸魚的過程中，請勿開蓋，以免熱氣流失。

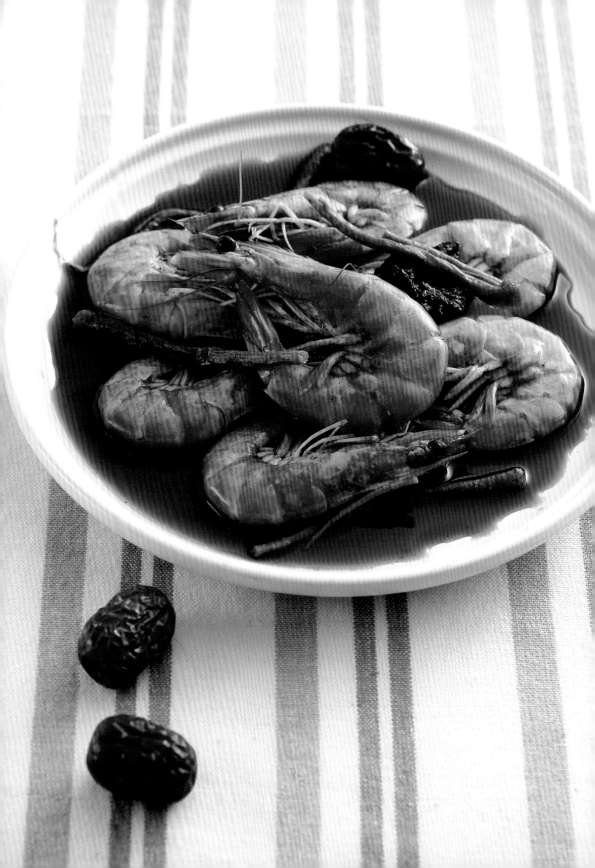

元氣肉蓯蓉草蝦

材料

草蝦	10 隻
人蔘	10 公克
肉蓯蓉	10 公克
熟地黃	10 公克
紅棗	5 枚

調味料

鹽	1 小匙
紹興酒	10 毫升

作法

1. 草蝦去除腸泥，洗淨排入盤中備用。
2. 將全部的中藥材加上 500 毫升的水，用大火煮滾後轉小火，煮 30 分鐘。大火煮滾後轉小火再煮 30 分鐘。
3. 將煮好的濃縮藥液濾除藥渣後淋上草蝦，加入紹興酒 10 毫升、適量的鹽巴調味，放入電鍋中，外鍋加上 1 杯水，蒸約 10 分鐘讓草蝦入味即可食用。

所需時間

40 分鐘

所需道具

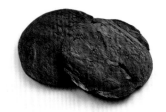

TIPS 這樣吃不發炎

許多年長者擔心慢性疾病，例如尿酸、血脂肪……因此有時飲食過於清淡，建議要均衡飲食，給予身體足夠營養，尤其是大腦。草蝦依照正確的養生觀念來吃，若不是頻繁用用，其實不必太擔心。

TIPS 這樣做才美味

電鍋蒸蝦之前，可以加 0.5 杯的水進外鍋，先按下開關讓電鍋預熱，等電鍋開關跳起後，再放入蝦子與正確的外鍋水量，如此可以縮短蒸的時間，讓蝦肉不會太老。

子宮的良性腫瘤會視其生長的位置不同而有不一樣的命名，長在子宮肌肉層的稱做「子宮肌瘤」；長在子宮腺體層的腫瘤稱做「子宮腺肌症」。不管是肌瘤或是腺肌症，都是子宮慢性發炎。現代研究認為與雌激素有關，但是除了雌激素，體內微量元素、生長因子、腸道菌的數量以及服用抗生素或免疫抑制劑而造成菌叢改變，也都會影響子宮的慢性發炎程度。保持良好生活型態、健康飲食以維持腸道菌叢的平衡並幫助吸收微量元素才可免於子宮腔的慢性發炎。

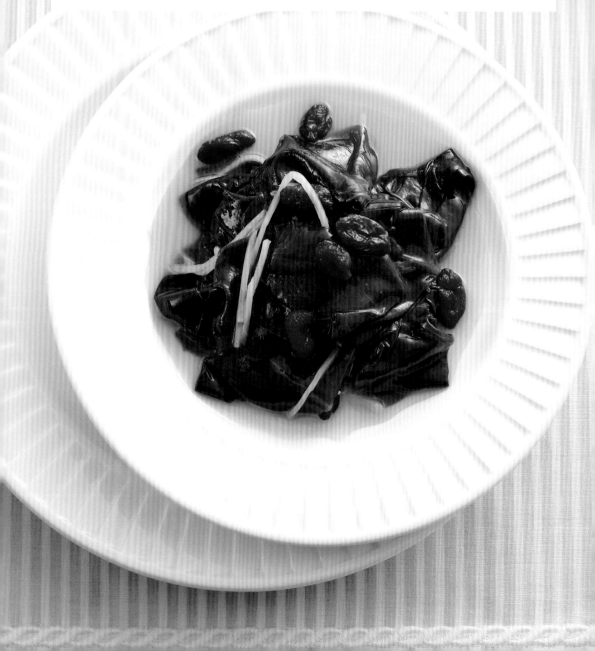

薑絲麻油炒川七

材料

川七	300 公克
薑絲	30 公克
枸杞	10 公克

調味料

黑麻油	1 大匙
鹽	少許

作法

1. 將川七汆燙後撈起備用。
2. 在鍋內爆香薑絲,然後加入川七及鹽調味,最後再加上黑麻油略炒一下即熄火。
3. 撒上泡過溫水、發過的枸杞點綴即可。

所需時間

20 分鐘

所需道具

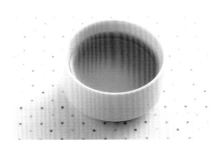

TIPS 這樣吃不發炎

薑絲是調味食物時常用到的食材,薑的作用可以溫通氣血。乾薑和生薑功能也不同,「乾薑守而不走、生薑走而不守」,也就是生薑可以行通氣血,緩解血液不暢的子宮肌瘤症狀,不必擔心上火的問題。

TIPS 這樣做才美味

麻油其實不耐炒,若鍋子的溫度太高,也會讓麻油有苦味。所以可以先將川七炒到快熟的時候,再加入適量的麻油拌炒後,香氣就會出來了。

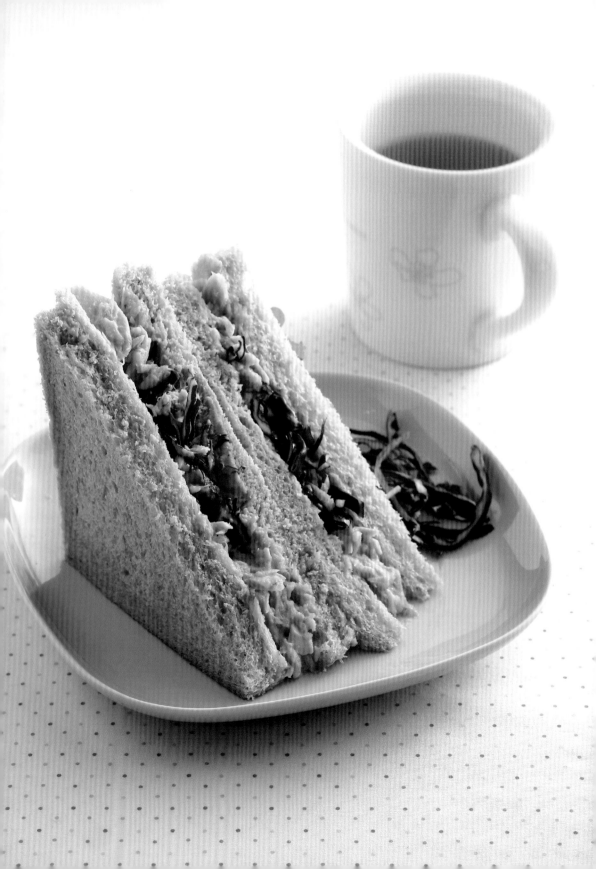

鮪魚三明治

材料

水煮鮪魚罐頭	1 個
全麥吐司	2 片
紅蘿蔔絲	少許
紫色高麗菜絲	少許

調味料

黃芥末醬	適量
鹽巴	適量
紫蘇梅醋	適量

作法

1. 紫色高麗菜及紅蘿蔔切絲,以鹽醃 10 分鐘,之後用清水沖淨。
2. 去除澀味後的紫高麗菜絲及紅蘿蔔絲加入紫蘇梅醋拌勻調味。
3. 全麥麵包夾入鮪魚醬及醃漬過的紫高麗菜及紅蘿蔔絲,再鋪上少許黃芥末醬即可食用。

所需時間

10 分鐘

所需道具

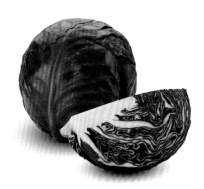

TIPS 這樣吃不發炎

鮪魚富含維生素 D,最新研究指出,維生素 D 能抑制子宮肌瘤持續長大,並縮小子宮肌瘤的體積。若是女性有足夠的維生素 D,罹患子宮肌瘤的風險比不足的人少了 32%。

TIPS 這樣做才美味

切三明治的時候,對角可以先插上牙籤固型,一隻手五指張開輕輕扶住吐司維護形狀;另一隻手持麵包刀,快速拉動切開三明治,這樣三明治就不會散開了。

107

13 第二型糖尿病

　　一般認為導因於胰島素不足，也與肥胖高度相關，治療上大多給予胰島素補充劑。初期也許效果明顯，到後來就愈吃愈無感。因此糖尿病並不完全肇因於胰島素不足，也包括細胞膜上的胰島素接受器不敏感，所以市面上有許多含甲基鉻成分的保健品宣稱可以治療糖尿病，但也無法完全解決。

　　現代已經有更多的證據認為糖尿病與鈣離子不足、腸道菌不正常也有很大的關係。糖尿病飲食不只是限制攝取糖類，而是應該以均衡飲食協助腸道中益菌生長，以及鈣離子的平衡來改善。

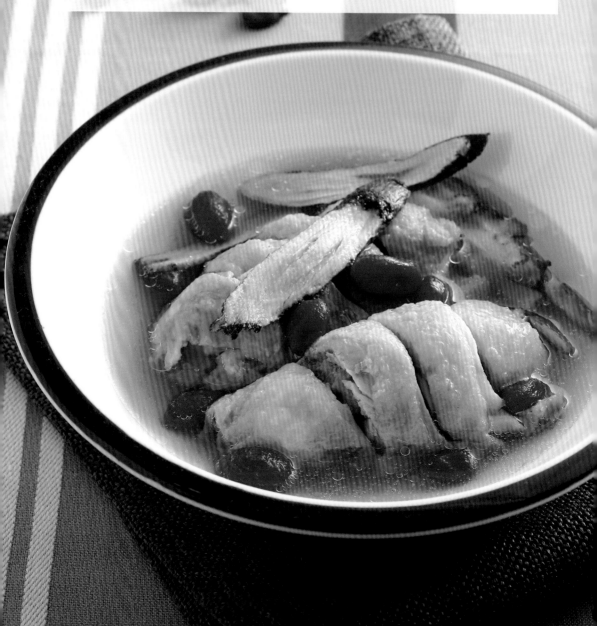

紹興雞腿

材料

去骨雞腿	1 支
鋁箔紙	1 張
當歸	2 公克
黃耆	2 公克
枸杞	2 公克
水	150 毫升
紹興酒	200 毫升

調味料

鹽	1 茶匙

作法

1. 將雞腿洗淨再用鋁箔紙捲成圓筒狀，放入電鍋中，外鍋加 1.5 杯水，蒸約 20 分鐘，放涼備用。
2. 將所有的中藥材與紹興酒混合，在鍋中煮約 20 分鐘，放涼備用。
3. 將步驟 1 的肉捲撕去鋁箔紙，浸泡在步驟 2 中的調味料中，置入冰箱冷藏一晚，即可切片裝盤。

所需時間

20 分鐘

所需道具

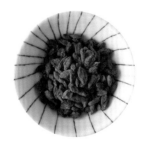

TIPS 這樣吃不發炎

糖尿病患者往往要限制飲食攝取，得要限制高升糖的飲食習慣，請多注意澱粉類、高甜度水果和甜飲料。但是像紹興雞腿滾煮後可以排除酒精，不必擔心酒的高熱量，此外雞腿也是優質的蛋白質，冰涼後可分量食用。

TIPS 這樣做才美味

用鋁箔紙包捲住雞肉的原因為要塑型，若想讓雞肉快點浸泡入味，而不在意形狀，可以直接將雞肉蒸熟，泡入料水中。舒展開的雞肉會更容易入味。

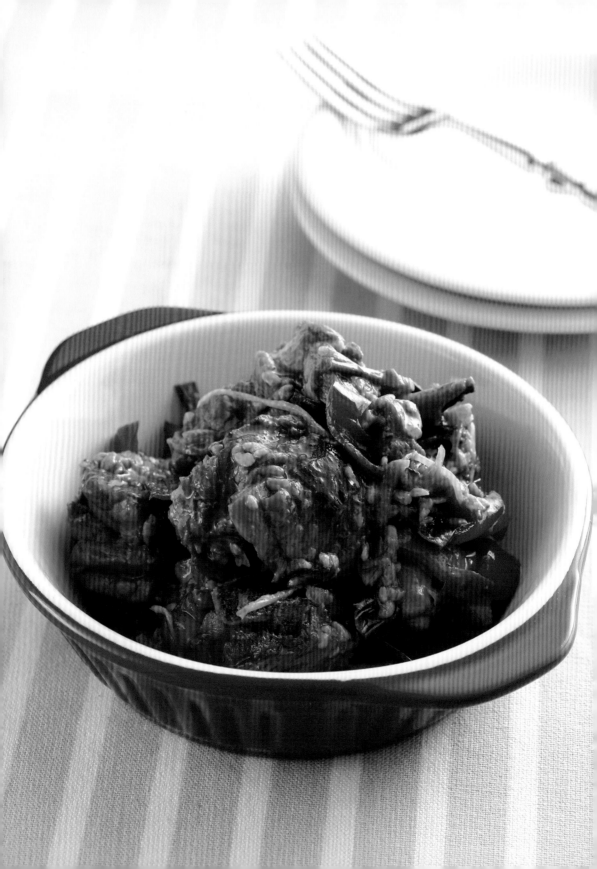

紅麴雞腿

材料

去骨雞腿	1 支
紅麴醬	1 大匙
蔥	5 公克
薑	5 公克

調味料

細砂糖	1 小匙
醬油膏	1 小匙
米酒	10 毫升

作法

1. 蔥切段，薑切絲。
2. 將雞腿洗淨放入蔥段、薑絲、紅麴醬及調味料，醃製 30 分鐘。
3. 將步驟 2 的醃製雞腿放入電鍋中，外鍋加 1.5 杯水，蒸約 20 分鐘放涼即可切片盛盤。

所需時間

50 分鐘

所需道具

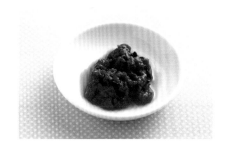

TIPS 這樣吃不發炎

《本草綱目》中提到，紅麴具有活血作用。可以降血糖、血壓和血脂，有些生技產品把紅麴做成膠囊。若已經服用降血脂西藥的讀者，還是要注意紅麴的攝取量，以免影響肝臟功能。

TIPS 這樣做才美味

可以把蔥、薑等香辛料用低溫爆香，再加入紅麴醬與醬油低溫煸炒後，醃醬會更香，待醃醬冷卻後，就可以放入雞肉醃製。

14 慢性胃炎

　　許多壓力過大的上班族身上，因為工作忙碌而無法按時進食，這樣就容易引起胃發炎。初期症狀是餓過頭就無感了，之後反而容易感到胃脹氣，吃東西後胃更不舒服，最後索性就不吃東西，造成惡性循環！當發炎更嚴重時就容易出現胃食道逆流、慢性咳嗽、胸悶、心悸等症狀。胃發炎的問題來源與緊繃的情緒有關，適當放鬆壓力並減少攝取甜食可緩解胃部不適。

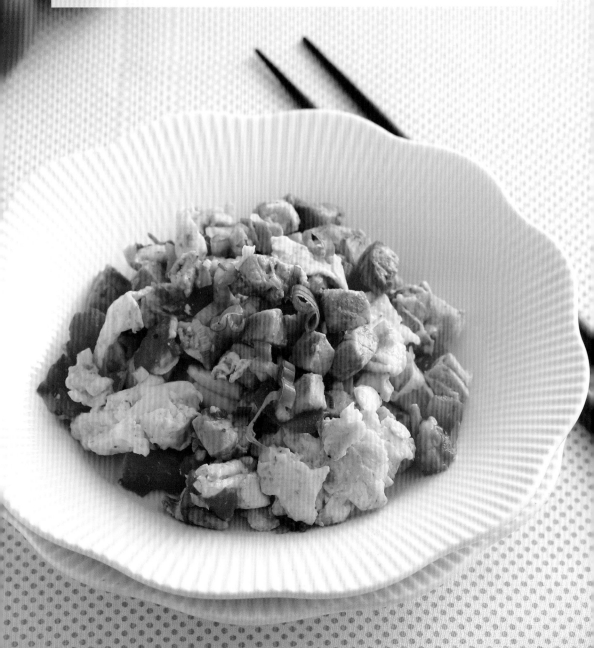

紅茄鮪魚蛋

材料

鮪魚	100 公克
雞蛋	2 顆
番茄	20 公克
洋蔥	20 公克
蔥花	少許

調味料

鹽	1 茶匙

作法

1. 鮪魚切丁，番茄、洋蔥切丁。
2. 將所有切丁材料加入雞蛋後拌勻。
3. 將步驟 2 的材料放入鍋中炒，將蛋炒至收乾即可。

所需時間

10 分鐘

所需道具

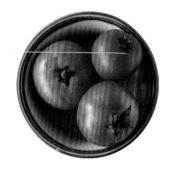

TIPS 這樣吃不發炎

鮪魚含有 Omega-3（多元不飽和脂肪酸），在體內會轉化為抗發炎荷爾蒙，具消除慢性發炎的作用，適合慢性胃炎患者食用，好吸收、易消化，還可抗發炎。

TIPS 這樣做才美味

切洋蔥前，將刀磨利一點，就不會嗆得流眼淚；若不喜歡洋蔥的嗆辣味，切完之後可將洋蔥丁泡水瀝乾，可去除嗆辣味，但仍可保留洋蔥炒熟後的甜味。

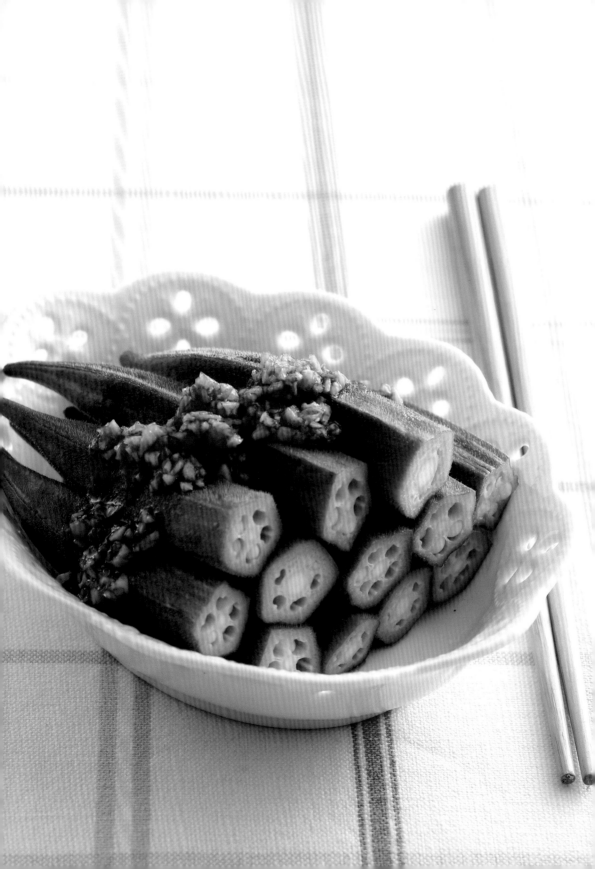

蒜香秋葵

材料

秋葵	200 公克
蒜	20 公克
薑	10 公克
蔥	10 公克

調味料

醬油	1 小匙
香油	1 小匙
白醋	1 小匙
糖	少許

作法

1. 秋葵清洗後，先不要去除蒂頭，整支下去汆燙，起來後泡冷開水備用。
2. 將蒜、薑、蔥切末後，與調味料拌勻調製醬汁。
3. 將步驟 1 的秋葵去除蒂頭後擺盤，將步驟 2 的醬汁淋在秋葵上即可食用。

所需時間

10 分鐘

所需道具

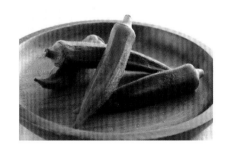

TIPS 這樣吃不發炎

秋葵含有特殊黏液，《本草綱目》裡就已經記載了秋葵。食用秋葵，豐富的黏液可以附著在胃黏膜上來保護胃壁，可改善胃黏膜發炎或太薄的問題，可以把秋葵當作天然的胃乳。

TIPS 這樣做才美味

秋葵看起來外觀粗糙，其實是很容易熟的蔬菜，讓它燙一下，稍微變色就要撈起來瀝水，本身的溫度就會持續讓它變軟變熟；燙太久的話，顏色會變黑，也會過軟而影響口感。

115

慢性便祕

便祕與飲食有絕對關係，喜歡大魚大肉與纖維較少的精緻食物確實會使腸道蠕動不佳，但除此之外，長期壓力過大，抑制了排便反射更是現代人常見的便祕原因。飲食過於冰冷會讓腸胃道的血液循環不足，也會使腸蠕動減緩而排便不順。飲食上應注意高纖、足夠適量的油脂以及充足的運動量才能幫助腸道正常蠕動。便祕會堆積許多身體的毒素，大腸毒素愈多，壞菌愈容易滋生；當壞菌占優勢時，就會影響我們腸道的免疫功能。

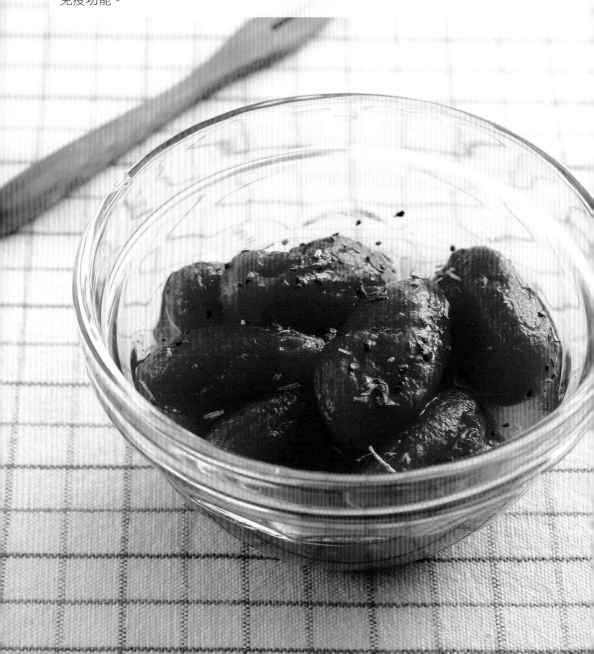

醃漬小番茄

材料

小番茄　200 公克

調味料

紫蘇籽油　20 毫升
迷迭香　　5 公克
百里香　　5 公克

作法

1. 小番茄洗淨放入滾水中燙熱，泡冷開水後剝皮備用。
2. 將調味料拌勻後，加入小番茄輕拌，即可裝盤。

所需時間

15 分鐘

所需道具

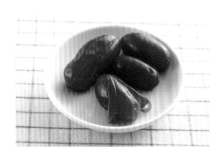

TIPS　這樣吃不發炎

番茄含有很多纖維素，也有豐富的果膠、維生素、茄紅素，檸檬酸，都是能夠促進胃腸蠕動的優質營養素，因此吃番茄可以輕鬆緩解便祕問題。

TIPS　這樣做才美味

將番茄先泡熱水或小火微波後，皮就會皺開，就可以順利剝皮；若要剝大的番茄，在水煮前請先在番茄底部用刀劃十字。

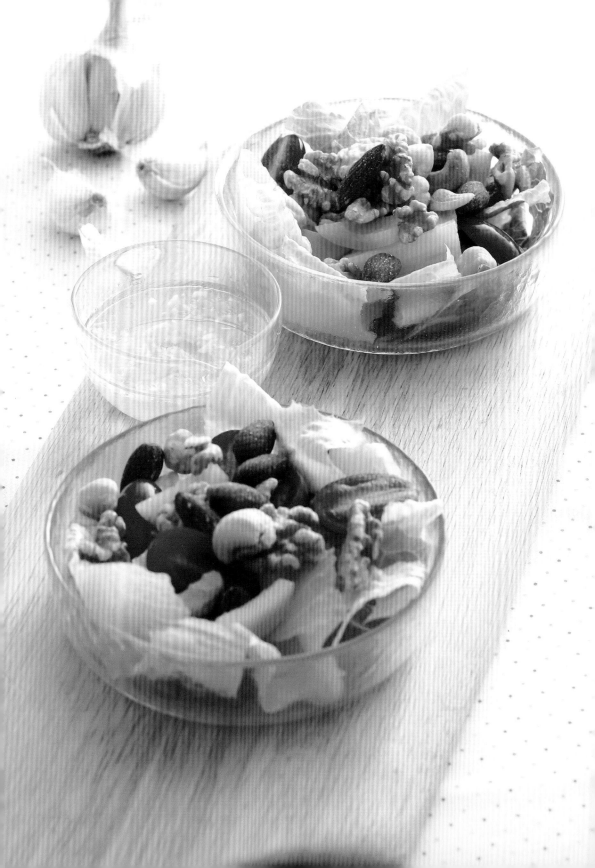

堅果鮮蔬

材料

蘿蔓葉	100 公克
黃甜椒	40 公克
蒜	5 公克
小番茄	10 公克
榛果	5 公克
核桃	5 公克
美國杏仁	5 公克
腰果	5 公克

調味料

蘋果醋	2 小匙
檸檬汁	1/2 小匙
初榨橄欖油	1 小匙
百里香料	少許

作法

1. 蒜剁碎，小番茄切片，黃甜椒切絲備用。
2. 蘿蔓葉洗淨切段擺盤，加入小番茄片、黃椒絲、核桃、杏仁、腰果、榛果。
3. 將調味料拌勻，加入蒜碎後淋上食材即可。

所需時間

10 分鐘

所需道具

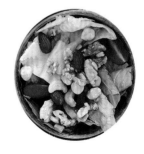

TIPS 這樣吃不發炎

植物纖維能幫助腸胃蠕動，富含纖維的食物能增加大腸蠕動，給予腸道壁物理性刺激，促進蠕動而排便。同時植物纖維也能幫助建立腸道好菌叢，擁有健康的腸道才有健康的代謝。

TIPS 這樣做才美味

蘿蔓或者美生菜都是食用生菜的好選擇，但是挑選的時候必須注意乾淨衛生，最好能購買生食等級的生菜才能避免汙染。

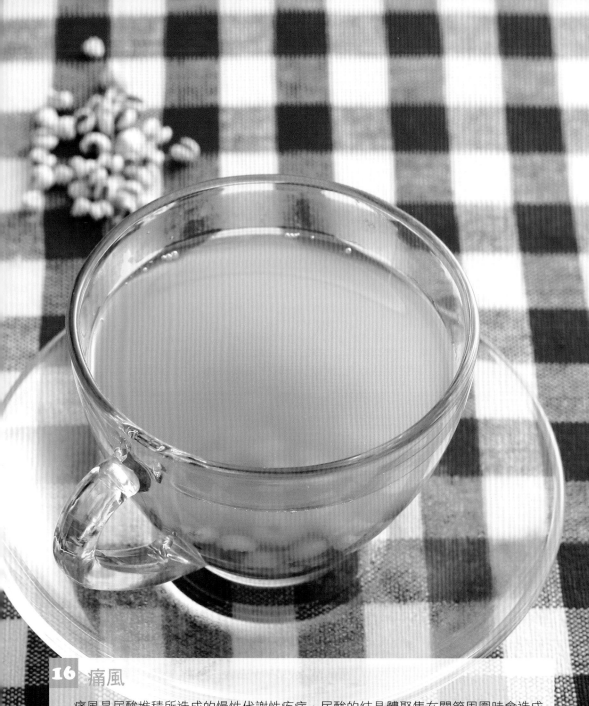

16 痛風

　　痛風是尿酸堆積所造成的慢性代謝性疾病，尿酸的結晶體聚集在關節周圍時會造成關節疼痛。但尿酸其實對人體而言有保護作用，在演化過程中，尿酸可以協助低鈉狀態下，維持人體直立時的血壓穩定，人類才得以直立行走。如果無法順利排除過多的尿酸結晶就會產生關節疼痛，不要怕生成尿酸，而是應當保持腸胃道的正常代謝，並攝取充足的水分排除尿酸才是正確的調養方法。

金錢草薏仁茶

材料

金錢草　20 公克
薏仁　　40 公克

作法

1. 薏仁泡水 12 小時備用。
2. 電鍋內鍋放入 1000 毫升的水，置入薏仁及金錢草；外鍋放入 2 杯水，按下電鍋開關。
3. 等開關跳起後，倒出即可飲用。薏仁也可以食用，若覺得不夠爛，可以用電鍋多煮一次。

所需時間

40 分鐘

所需道具

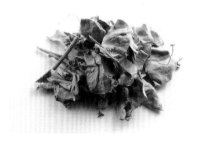

TIPS　這樣吃不發炎

降低尿酸有兩種方法，一個是減少尿酸生成，另一個是增加尿酸排出。金錢草能幫助體內的尿酸排出，主要是因為有利尿作用，所以若飲用含有幫助利尿的中藥茶，也注意平時多喝水。

TIPS　這樣做才美味

市面上的薏仁都是白色的，其實也可以買紅薏仁，即是尚未去除麩皮的薏仁，或稱糙薏仁，會更有營養。

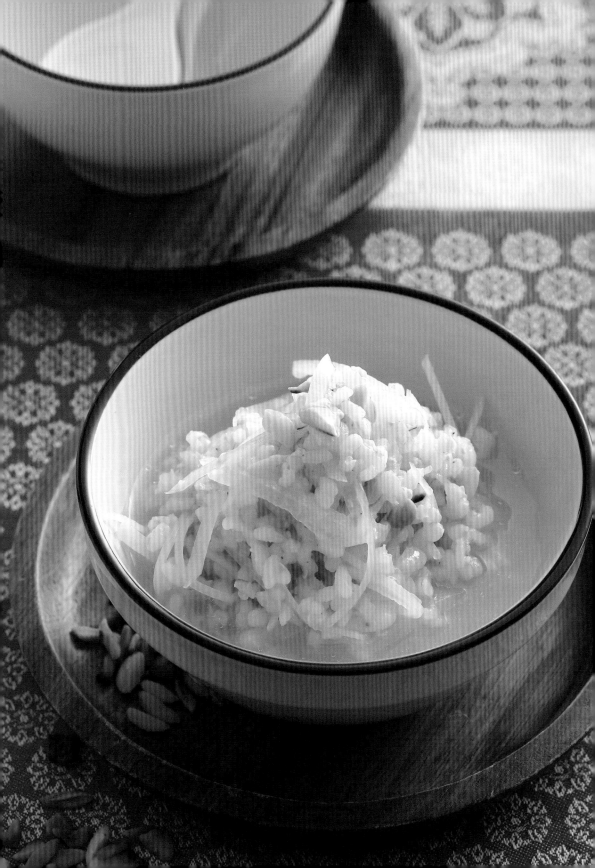

桃仁蘿蔔粥

材料

桃仁	15 公克
蘿蔔	250 公克
老薑	少許
糙米	50 公克

作法

1. 桃仁、糙米洗淨備用，蘿蔔刨成細絲備用。
2. 煮之前，先將糙米泡水 2 小時。
3. 將蘿蔔絲、糙米及桃仁、老薑絲置於電鍋中，內鍋放 1000 毫升的水，外鍋放入 2 杯水。開關跳起後即可食用。

所需時間

40 分鐘

所需道具

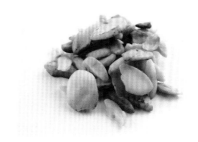

TIPS 這樣吃不發炎

血液裡的尿酸濃度過高時，若增加加活血類藥材會有不錯的效果，當歸、桃仁、地龍可溶解血中的尿酸。但是當歸和桃仁比較常拿來當藥膳使用，地龍因為味道的關係，只適合入藥。

TIPS 這樣做才美味

若蘿蔔當季夠嫩的話，其實蘿蔔皮有一股辛辣的香氣，若不削皮直接下去煮會有特別的風味。

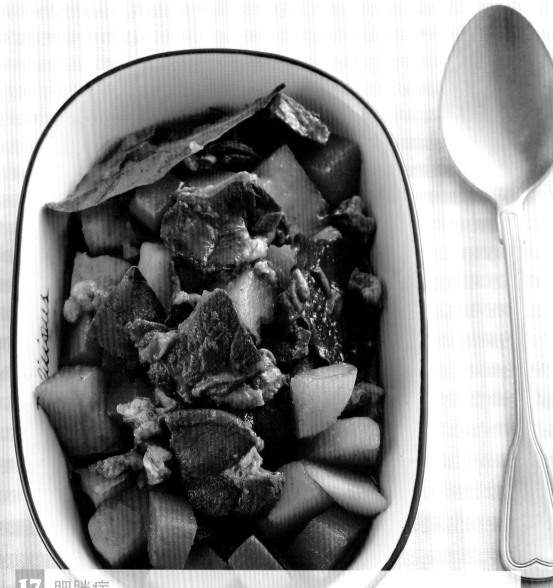

17 肥胖症

　　脂肪組織是維持身體保暖最重要的器官，脂肪組織有分為白色脂肪與褐色脂肪組織，兩者作用不同。褐色脂肪組織多存在頸肩部位以及心臟、腎上腺周圍，功用是燃燒熱量，讓身體維持體溫的重要組織；白色脂肪組織則偏向儲存熱量。

　　運動時，白色脂肪會先轉化成米色脂肪，之後再轉變為褐色脂肪而產生熱能，褐色脂肪也可以幫助胰島素代謝葡萄糖。減重應當適量減少白色脂肪，擁有健康均衡的飲食並搭配運動才能讓體重維持均衡。

酒香牛肉

材料

牛肉	200 公克
馬鈴薯	30 公克
紅蘿蔔	30 公克
薑	5 公克
蔥	5 公克
月桂葉	4 片

調味料

紅葡萄酒	100 毫升
醬油	1 大匙
糖	1 小匙
水	50 毫升

作法

1. 馬鈴薯、紅蘿蔔先洗淨去皮,切滾刀狀;蔥切段、薑切片備用。
2. 將牛肉、馬鈴薯、紅蘿蔔、蔥、薑片及調味料放一起拌勻,醃 30 分鐘後放入盤中靜置。
3. 放入電鍋中,外鍋放入 2 杯水。等電鍋開關跳起後即可起鍋。

所需時間

40 分鐘

所需道具

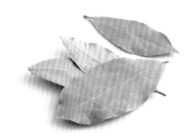

TIPS 這樣吃不發炎

月桂葉具有芳香的精油,可以幫助消化,同時能消除體內殘留的廢物。月桂能夠利尿,能刺激排出身體內殘留的液體,幫助液體代謝之後再補充水分,代謝正常才有助於遠離肥胖。

TIPS 這樣做才美味

牛肉可選擇牛肋條(牛腩);若怕太油的話可選擇牛腱,但是燉煮的時間就要加倍。

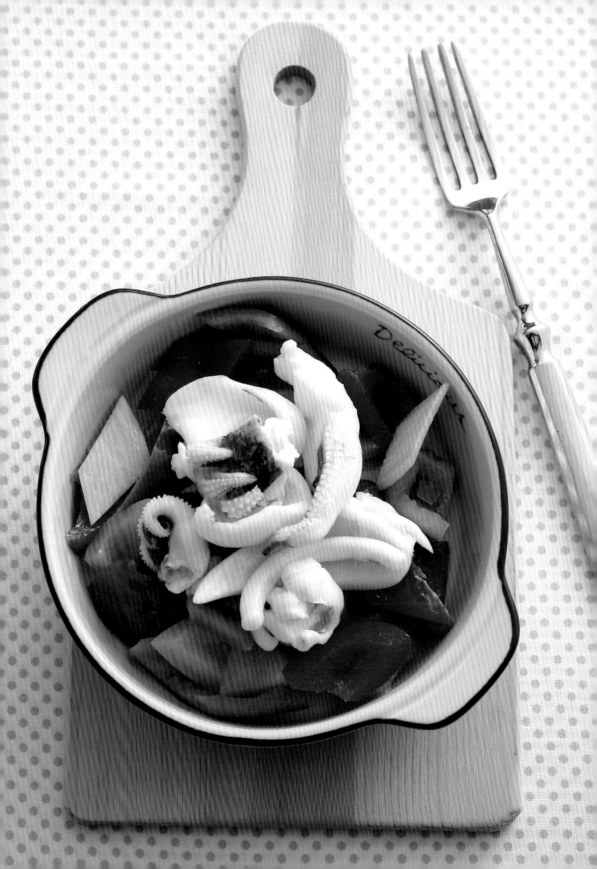

涼拌花枝彩椒片

材料

花枝	200 公克
青椒	20 公克
紅椒	20 公克
黃椒	20 公克
薑	5 公克

調味料

| 鹽 | 1 小匙 |
| 味酥 | 1 小匙 |

作法

1. 花枝洗淨切片；青椒、黃椒、紅椒去籽切片，薑切細末備用。
2. 花枝、青椒、黃椒、紅椒氽燙後泡冰水備用。
3. 將步驟 2 的食材拌入調味料，裝盤即可食用。

所需時間

15 分鐘

所需道具

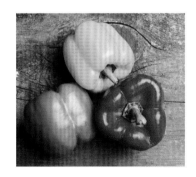

TIPS 這樣吃不發炎

彩椒也稱為甜椒，具有增強抵抗力的抗癌作用，因為甜椒具有辣椒素，食用甜椒能使身體發熱出汗，分解體脂肪耗去熱量。所含維他命 A 和 C 能預防心血管硬化及沉積性阻塞，降低血液黏稠度。從中醫醫理來看，可以幫助血液循環。

TIPS 這樣做才美味

若買的是大花枝、軟絲，肉比較厚，就需要在表面切花，增加口感，也容易入味。

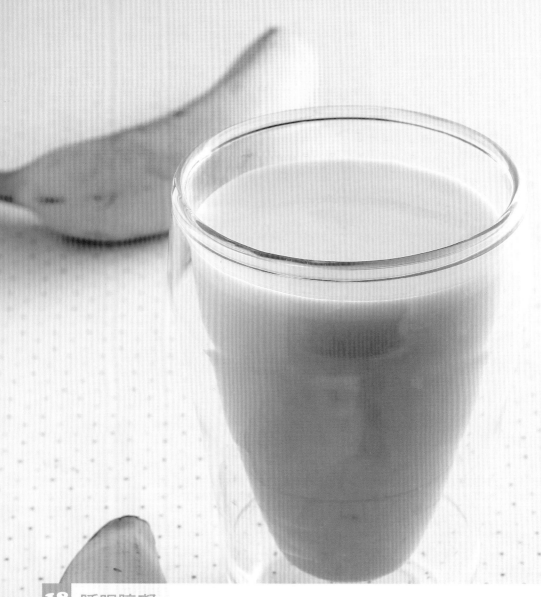

18　睡眠障礙

　　不易入睡、眠淺易醒，醒後不易再入睡甚至多夢都算是睡眠障礙，甚至睡醒之後仍然感到很疲累就是睡不好。睡眠是一天當中的重要時刻，只有透過良好睡眠才能讓身心充飽電，好的睡眠除了養肝也養腎。

　　現代人常常睡眠品質不佳，長久下來除了慢性疲勞，也容易讓免疫力低下。要改善睡眠狀態，儘量減少睡前滑手機與進食的習慣。中醫說「胃不和則臥不安」，胃消化不完全會讓睡眠品質大打折扣。而好的睡眠需要靠副交感神經作用，維持自律神經正常且穩定才能夠一覺好眠。

香蕉牛奶

材料

黃皮香蕉　　1 根
牛奶　　　　240 毫升

調味料

蜂蜜　　適量

作法

1. 香蕉去皮切段放入果汁機中。
2. 加入溫牛奶 240 毫升一同攪拌，打到香蕉成泥狀即可飲用。若覺得不夠甜，可再加入適量蜂蜜。
3. 睡前適量飲用一杯溫香蕉牛奶可以一覺好眠。

所需時間

10 分鐘

所需道具

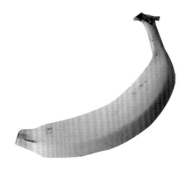

TIPS 這樣吃不發炎

香蕉含有鎂和色胺酸，因此可幫助緩解焦慮和幫助睡眠，色胺酸是人體必需胺基酸之一，在大腦裡色胺酸會轉化成血清張力素（Serotonin），這神經傳導物質會使人感到放鬆進而誘發睡眠。

TIPS 這樣做才美味

可以選擇已經出現斑點（蕉斑）的香蕉，香氣與甜度會更好；若是找已經非常熟，上面有很多蕉斑的香蕉，可能要考量一下是否會過甜。

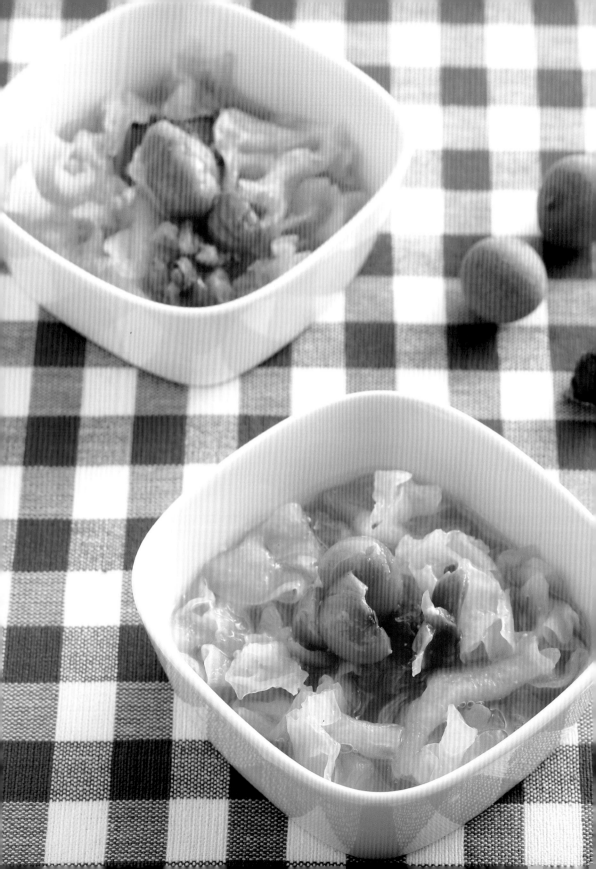

桂圓木耳燉桃膠

材料

白木耳	30 公克
桂圓	30 公克
桃膠	50 公克

調味料

冰糖	適量

作法

1. 桃膠先泡水 12 小時以上，桃膠泡完水之後要清除雜質。

2. 將紅棗、白木耳、桃膠放入電鍋內鍋，倒入 2000 毫升的水。外鍋加入 2.5 杯水，
   按下開關。

3. 約 30 分鐘後開關跳起，再加入適量冰糖即可食用。

所需時間

30 分鐘

所需道具

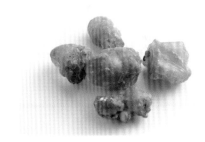

TIPS 這樣吃不發炎

桂圓肉性味甘平，入脾、心經，能補益心
脾，養血安神，是常用的補益中藥食材，
所以桂圓可以安神，幫助睡眠品質穩定。

桃膠是薔薇科植物的樹皮分泌出來的樹脂，
桃膠含有豐富的氨基酸並促使膠原蛋白被
人體吸收，不僅養顏美容，還可生津止渴，
緩解壓力的效果。

TIPS 這樣做才美味

一般市售的白木耳分為乾製與新鮮兩種。
若買的是乾貨，烹煮前要先泡水發過；若
是新鮮白木耳就可以洗淨直接煮，膠質也
比較多。

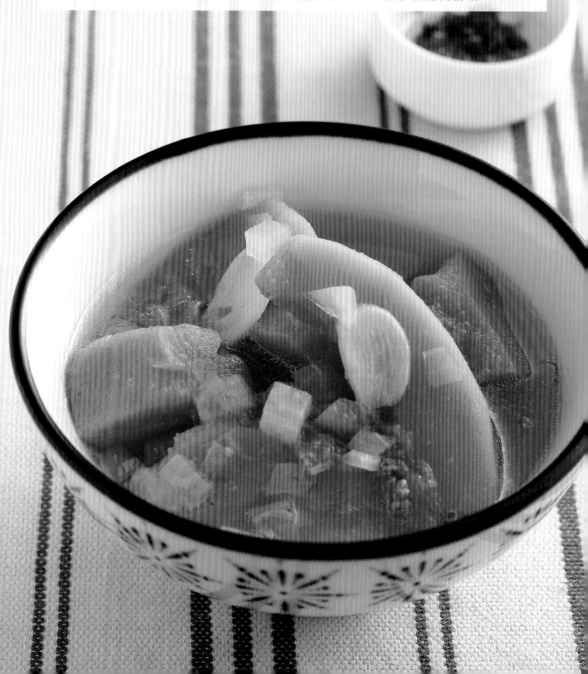

19 焦慮

　　現代人生活步調較為急促，時常事情多到處理不完，久了容易睡不安穩。較為常見的症狀是半夜容易睡睡醒醒或是天還沒亮就醒了，往往與焦慮情緒有關。

　　如果睡前喝溫牛奶或吃香蕉可以改善睡眠品質，富含色胺酸的食物可以有效穩定腦神經。近年許多研究顯示，腸道菌叢可以改善大腦發育也可以協助產生血清素的前驅物色胺酸以及多巴胺，因此可以改善心情，增加專注力並且減少焦慮的情緒。

桂花南瓜湯

材料

南瓜	150 公克
洋蔥	半顆
蒜瓣	3 瓣
乾桂花	2 公克

調味料

義式香料	適量
鹽	1 小匙

作法

1. 洋蔥切丁,大蒜切片,加入橄欖油拌炒至洋蔥呈黃褐色。
2. 南瓜去皮去籽,切成塊狀,先放入電鍋裡,外鍋加 1 杯水蒸 10 分鐘,使其軟化。
3. 蒸軟的南瓜與洋蔥、蒜片放入鍋中,加入 600 毫升的水一起煮,起鍋前撒上義式香料、鹽及少許乾桂花即可食用。

所需時間

30 分鐘

所需道具

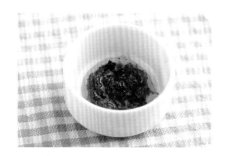

TIPS 這樣吃不發炎

為什麼南瓜需要帶籽,而不去籽?因為南瓜籽富含色胺酸,色胺酸是製造血清素的主要元素,而血清素是神經傳導的主要物質,有安定神經的作用。

TIPS 這樣做才美味

若沒有乾桂花也可以買桂花醬代替,但是桂花醬偏甜,加上南瓜煮熟後也是甜的,所以需要控制糖分的人須注意。

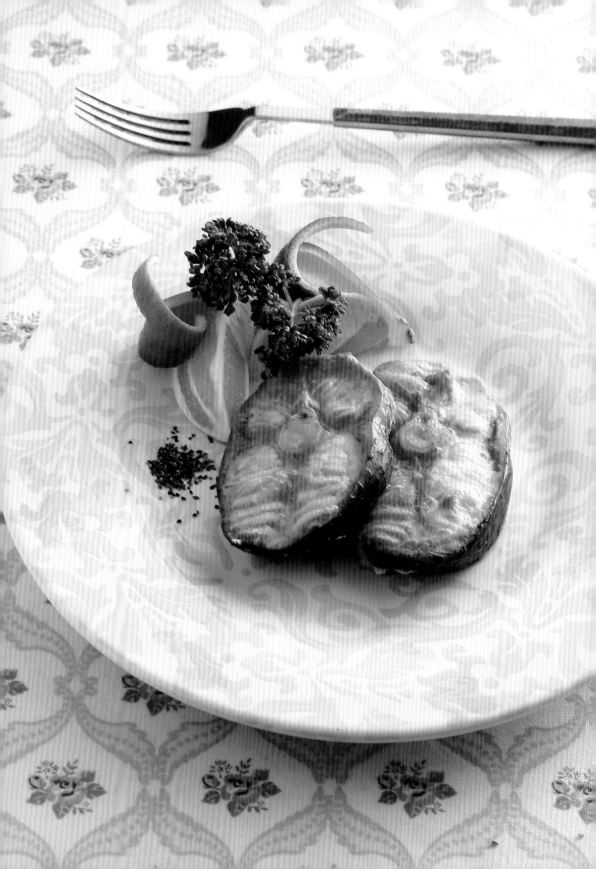

生薑梅醋烤鮭魚

材料

鮭魚片	200 公克
梅子醋	20 公克
現磨生薑末	2 湯匙
初榨橄欖油	1 湯匙

醃料

橄欖油、水、生薑、
梅子醋。

作法

1. 鮭魚片洗淨備用。將醃料拌勻，調成醃醬。
2. 鮭魚片充分淋上醃醬，放入冰箱冷藏 30 分鐘入味。
3. 烤箱先預熱 10 分鐘。將鮭魚放入烤箱裡，溫度設定攝氏 180 度，烤約 8 至 10 分鐘。
4. 將剩下的醃醬塗抹到魚肉上即可食用。

所需時間

30 分鐘

所需道具

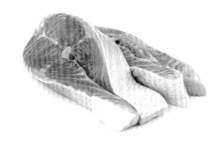

TIPS 這樣吃不發炎

使用梅子醋不只是調味，而是因為醋含有多種有機酸、氨基酸、糖類、維生素和豐富的有機鹽等，這些營養和微量元素對緩解焦慮和緊張有幫助。

TIPS 這樣做才美味

鮭魚不要烤太熟，烤到表面出油即可拿出來，再靜置一下就會到達預設的熟度。若家裡沒有可控溫的烤箱，也可以使用小烤箱，但是要更注意烤的時間。

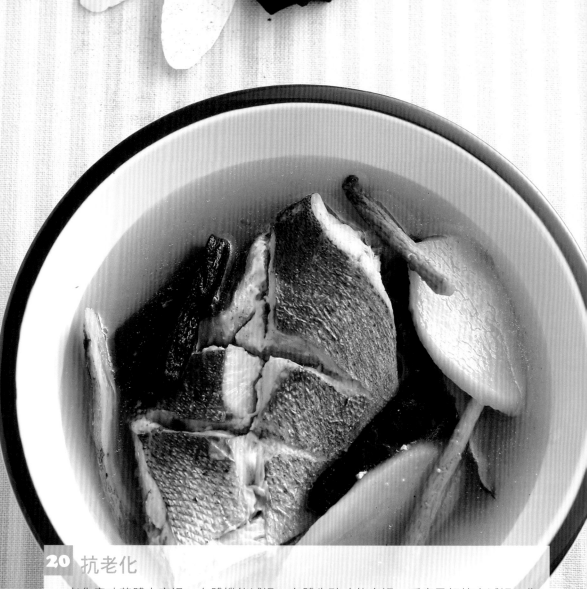

20 抗老化

　　老化意味著體力衰退、身體機能減退、身體生殖功能衰退、反應及記憶力減退。為了減緩年齡所帶來的退化，如何透過保養來達到延年益壽，應該是現代人最渴求的。

　　目前已知腸道微菌叢的改變和人類許多老化疾病相關，其中包括巴金森病（Parkinson's disease）、阿茲海默病（Alzheimer's disease）、多發性硬化症（multiple sclerosis）以及肌萎縮側索硬化症（amyotrophic lateral sclerosis）等神經科疾病。這些疾病患者的糞便裡的菌相和一般人不同。當腸道內愈多促炎性細菌，釋放出來的發炎因子透過血液循環進入血腦屏障而造成周圍組織發炎，因而引發退化性疾病。健康飲食可以改善腸道微環境，藉由中藥來改善血液循環，可以幫助排除廢物，也可給予菌叢足夠的營養，這才能有效地延緩老化。

黃耆杜仲鮮魚湯

材料

黃耆	200 公克
黨蔘	12 公克
淮山藥	20 公克
杜仲	15 公克
鱸魚	150 公克

調味料

| 鹽 | 1 大匙 |
| 米酒 | 少許 |

作法

1. 將鱸魚肉洗淨，汆燙後撈起備用。
2. 將全部的藥材放入藥材布袋中。
3. 將步驟 1 與步驟 2 合一，加入 450 毫升的水，電鍋外鍋加入 1 杯水，按下開關燉煮 15 分鐘，起鍋前加入調味料。

所需時間

20 分鐘

所需道具

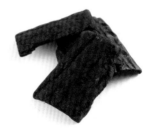

TIPS 這樣吃不發炎

黃耆、黨蔘以補氣為主，也可以看做是中藥裡的維生素 B 群，可以給細胞充足的能量；鱸魚含有豐富的蛋白質，可幫助傷口修復，坐月子時便經常使用鱸魚作為產婦的營養來源。維持身體細胞運作的能量與營養便能延年益壽。

TIPS 這樣做才美味

鱸魚是市面上常見的食材，容易取得；若是因為受傷緣故，需要趕快復原，可以將鱸魚換成較為少見的雷魚（鱧）。

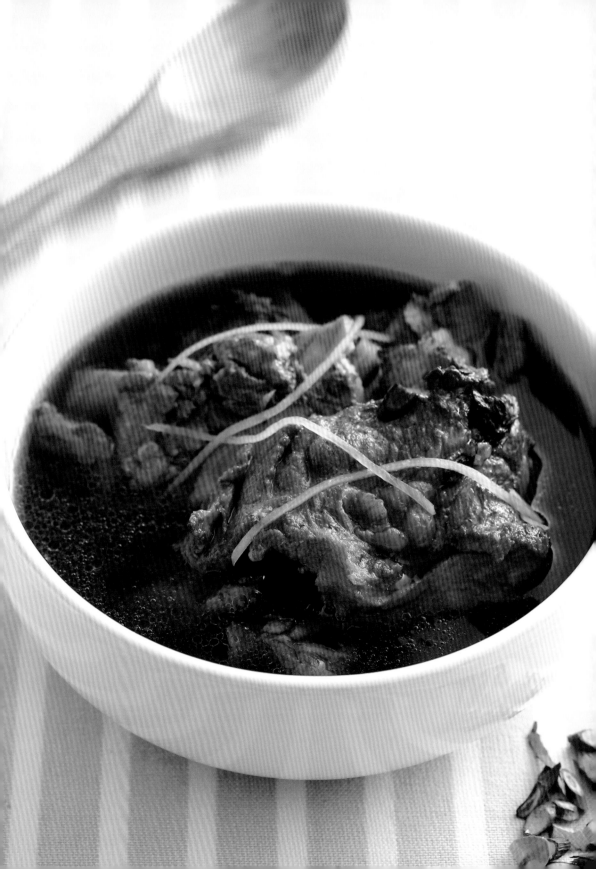

氣血雙補湯

材料

豬小排	100 公克	甘草	3 克
當歸	3 克	茯苓	3 克
川芎	5 克	桂枝	2 克
熟地	6 克	白朮	3 克
黨蔘	3 克	龜鹿二仙膠	1 塊
炒白芍	3 克	薑絲適量	

調味料

鹽	少許
米酒	少許

作法

1. 將豬小排洗乾淨後汆燙，撈起備用。
2. 將所有的藥材放入電鍋中，加入 600 毫升的水；外鍋加入 2.5 杯水，蒸煮約 1 小時，燉煮出藥材湯。
3. 將豬小排放入藥湯中，電鍋外鍋加入 2 杯水，再加入龜鹿二仙膠共煮 40 分鐘加入薑絲，放入少許鹽巴、米酒調味。

所需時間

60 分鐘

所需道具

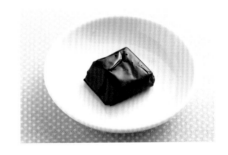

TIPS 這樣吃不發炎

當歸、熟地黃、川芎、白芍為「四物湯」；加入「四君子湯」的黨蔘、茯苓、白朮、甘草就成為「八珍湯」。四物湯補血，四君子湯補氣，二者同用氣血雙補，再加上龜鹿二仙膠為陰陽並補，因此這道湯品就構成了陰陽氣血同調的補虛聖品，非常適合老人與小孩或產後婦女食用。

TIPS 這樣做才美味

豬小排肉質較嫩，但是也比較油膩，有些人吃不慣，可以換成龍骨（脊椎）部位，肉比較少，但是油脂少，口感較清爽。

國家圖書館出版品預行編目 (CIP) 資料

免疫力 UP！抗炎食療：中醫博士教你成為海洋體質，
阻斷慢性發炎 / 陳俊如，林祐禎著 . -- 初版 . -- 新北
市 : 出色文化 , 2019.12
　面；　公分
ISBN 978-986-98255-7-3(平裝)

1. 食療 2. 中醫 3. 食譜

413.98　　　　　　　　　　　　　108019130

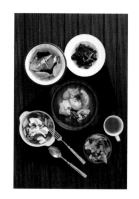

免疫力UP！ 抗炎食療
中醫博士教你成為海洋體質，阻斷慢性發炎

作　　　者 陳俊如・林祐禎	整合行銷總監 孫祥芸
顧　　　問 呂志翔	整合行銷經理 陳彥吟
社　　　長 陳純純	北區業務負責人 陳卿瑋
總 編 輯 鄭　潔	fp745a@elitebook.tw
副總編輯 張愛玲	中區業務負責人 蔡世添
編　　　輯 邱大祐	tien5213@gmail.com
封面設計 陳姿妤	南區業務負責人 林碧惠
內頁設計 許盈珠	s7334822@gmail.com
插　　　畫 翔龍・Shutterstock	
攝　　　影 宇曜影像	

出版發行 出色文化出版事業群・出色文化
　　　　　新北市新店區寶興路 45 巷 6 弄 5 號 6 樓
電　　　話：02-8914-6405
傳　　　真：02-2910-7127
劃 撥 帳 號：50197591
劃 撥 戶 名：好優文化出版有限公司
E-Mail：good@elitebook.tw
法律顧問 六合法律事務所　李佩昌律師
書　　　號 健康樹 55
初版一刷 2019 年 12 月
定　　　價 460 元

讀者基本資料

免疫力UP！抗炎食療
中醫博士教你成為海洋體質，阻斷慢性發炎

出色文化
出色 Good Publish

姓名：_____□ 女 □ 男　年齡_____

地址：_____

電話：O:_____ H:_____ 手機:_____

E-MAIL：_____

學歷 □ 國中(含以下) □ 高中職 □ 大專 □ 研究所以上

職業 □ 生產/製造 □ 金融/商業 □ 傳播/廣告 □ 軍警/公務員 □ 教育/文化
　　　□ 旅遊/運輸 □ 醫療/保健 □ 仲介/服務 □ 學生 □ 自由/家管 □ 其他

◆ 您從何處知道此書？
□ 書店 □ 書訊 □ 書評 □ 報紙 □ 廣播 □ 電視 □ 網路 □ 廣告DM
□ 親友介紹 □ 其他

◆ 您以何種方式購買本書？
□ 實體書店，_____ 書店 □ 網路書店，_____ 書店
□ 其他 _____

◆ 您的閱讀習慣(可複選)
□商業□兩性□ 親子□ 文學□心靈養生□社會科學□自然科學
□語言學習□ 歷史□ 傳記□宗教哲學□百科□藝術□休閒生活
□電腦資訊□ 偶像藝人□小說□其他

◆ 您購買本書的原因(可複選)
□內容吸引人□主題特別□ 促銷活動 □ 作者名氣 □ 親友介紹
□書名□封面設計□ 整體包裝□ 贈品
□網路介紹，網站名稱_____□其他_____

◆ 您對本書的評價(1.非常滿意 2. 滿意 3.尚可 4.待改進)
　　書名_____ 封面設計_____ 版面編排_____ 印刷_____ 內容_____
　　整體評價_____

◆ 給予我們的建議：_____

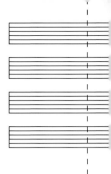

廣　告　回　信
板　橋　郵　局　登　記　證
板橋廣字第８９１號
免　貼　郵　票

23145

新北市新店區寶興路45巷6弄5號6樓

出色文化出版有限公司

讀者服務部　收

請沿線對折寄回，謝謝。

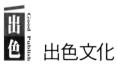

出色文化

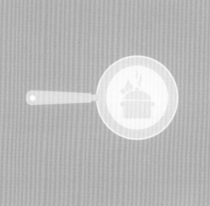

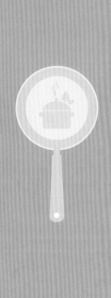